Knaur

Uwe Tippmar
Stephanie Grabhorn
Corinna Matz

Übergewicht ohne Grund?

- Nahrungsmittel-Unverträglichkeiten
- Erkennen Sie Ihre Abnehmblocker
- Endlich schlank werden

Unter Mitarbeit von Susanne Sonntag,
Gabi Claus und Sven-David Müller-Nothmann

www.knaur-ratgeber.de

Inhalt

Liebe Leserinnen und Leser,

sind auch Sie die unzähligen erfolglosen Diäten und den Jo-Jo-Effekt leid? Wünschen Sie sich, endlich Ihr Wunschgewicht dauerhaft zu halten – und das, ohne zu hungern? Wirken bei Ihnen Diäten einfach nicht? Mit diesem Buch möchten wir Ihnen einen völlig neuen Ansatz zum erfolgreichen Abnehmen vorstellen: Die von Ernährungswissenschaftlern, Ernährungsmedizinern und Diätassistenten entwickelte **Optimmun®-Diät**. Ihr liegen neue wissenschaftliche Erkenntnisse über unseren Körper zu Grunde, denen zufolge Abnehmen häufig durch eine nicht erkannte Nahrungsmittel-Unverträglichkeit erschwert wird.
Genau darauf basiert der neue Optimmun®-Bluttest, mit dessen Hilfe individuelle Unverträglichkeiten festgestellt werden können. Das Ergebnis wird Sie überraschen: Denn sobald Sie auf diejenigen Lebensmittel verzichten, die Ihr Körper nicht verträgt, nehmen Sie leichter ab. Ihr Organismus wehrt sich nicht mehr gegen eine Gewichtsabnahme. Warum das so ist, welche Mechanismen genau dahinter stecken und wie Sie Ihre ganz persönlichen Dickmacher entlarven können, möchten wir Ihnen im vorliegenden Buch näher erläutern.

Selbst vielen Medizinern und Ernährungsexperten sind die Erkenntnisse um immunologische Auslöser des Übergewichts noch nicht bekannt – einfach deshalb, weil sie so neu sind. In der modernen Ernährungswissenschaft und Ernährungsmedizin haben sich die vielfältigen Möglichkeiten einer angepassten Diätetik bei Nahrungsmittel-Unverträglichkeiten noch nicht durchgesetzt. Die Optimmun®-Diät, die auf der Basis dieser neuesten Erkenntnisse entwickelt wurde, setzt auf eine medizinisch

anerkannte Blutuntersuchung und speziell verträgliche Vitalstoffkonzentrate.
Wir haben mit diesem Buch erstmalig dargestellt, wie Nahrungsmittel-Unverträglichkeiten immunologische Fehlregulationen auslösen und schließlich die Entstehung von Übergewicht begünstigen können. Durch eine konsequente Anwendung der Optimmun®-Diät werden Sie Ihr Gewichtsproblem dauerhaft lösen können. Daher auch der Name – Optimmun® heißt: Das Beste – das »Optimum«, für Ihr »Immun«-System.
Wir sind davon überzeugt, dass schon in kürzester Zeit das Wissen um die Zusammenhänge von Nahrungsmittel-Unverträglichkeiten, Übergewicht und zahlreichen anderen chronischen Erkrankungen zum Standardwissen in der Medizin gehören wird. Viel Erfolg beim Abnehmen ohne Jo-Jo-Effekt wünschen Ihnen

Ihre
Dr. med. Stephanie Grabhorn – Ernährungsmedizinerin
Dr. med. Uwe Tippmar – Ernährungsmediziner
Dipl. Biol. Corinna Matz

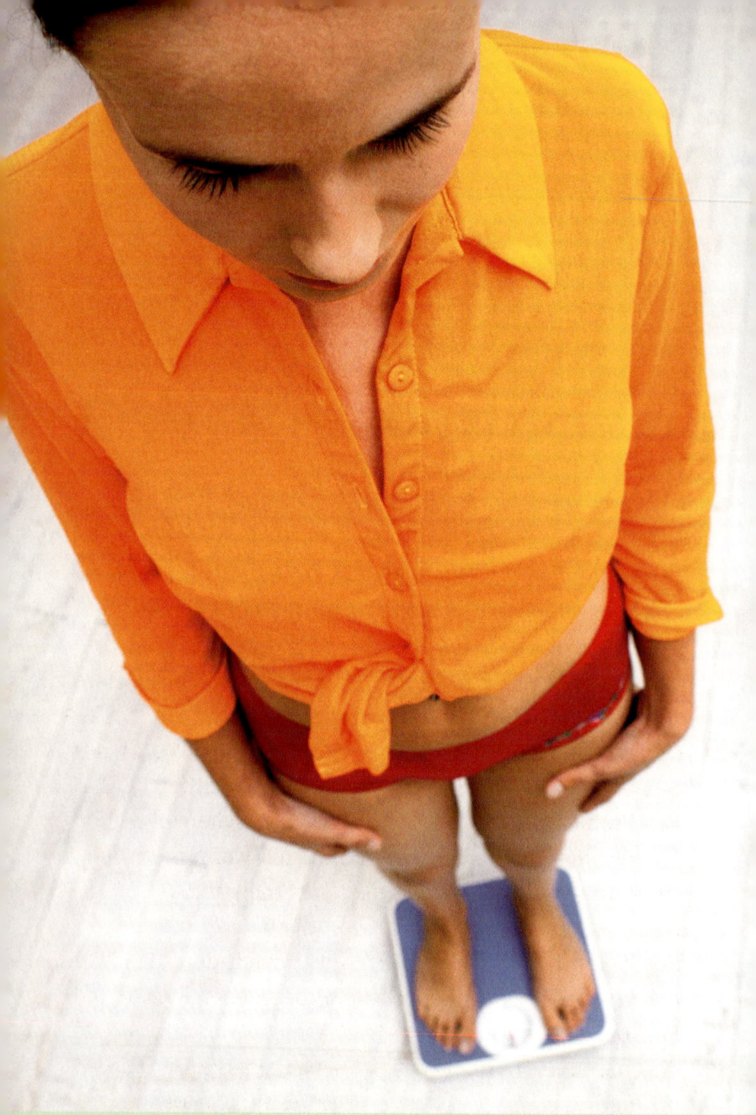

Die Problematik Übergewicht

Immer mehr Menschen in unserer Gesellschaft leiden unter Übergewicht und das, obwohl es eine wahre Flut von Diäten gibt. Warum zeigen Schlankheitskuren und Fitnessprogramme oft nicht die gewünschte Wirkung? Ist die Ursache für Übergewicht vielleicht nicht nur im Bewegungsmangel und der Fehlernährung zu suchen? Dieser Frage wollen wir im Folgenden auf den Grund gehen.

Wenn alle Diäten versagen

Sechs von zehn Menschen sind in Deutschland mittlerweile übergewichtig – jeder fünfte sogar so schwer, dass seine Gesundheit bedroht ist. Und die Zahl der dicken Kinder und Jugendlichen ist erschreckend: 40 Prozent der Neun- bis Elfjährigen sind bereits übergewichtig!

Das Problem: Bei vielen betroffenen Menschen ist der Erfolg der meisten Diäten begrenzt, auch wenn die Ernährungsangaben konsequent befolgt werden und die Betroffenen zusätzlich Fitnesssport betreiben.

Bei vielen laufen die Diäten immer nach dem gleichen Prinzip ab: Man befolgt eisern die vorgegeben Regeln und Rezepte und nimmt manchmal sogar etwas ab. Sobald die Diät dann aber vorbei ist – denn man kann und will ja nicht sein Leben lang nur Kohlsuppe oder Ananas essen –, kommen die Pfunde doppelt zurück und die Enttäuschung ist groß. Oder sind Sie der »Immer-auf-Diät-Typ«, der sich permanent beim Essen zurücknimmt, sich sämtliche Leckereien versagt und dabei wenig abnimmt, während die anderen Schokolade und Kuchen essen können, ohne zuzunehmen?

Genauso erging es auch Hanna Fromme bei ihrer Diätkarriere. Auf den folgenden Seiten erfahren Sie ihre Geschichte: über einen lebenslangen Kampf mit Übergewicht und frustrierenden Diäten.

Eine typische Diätkarriere

Hanna Fromme (1,70 m, 150 kg) ist 47 Jahre alt. Sie lebt und arbeitet als Gesprächstherapeutin in Königseggwald. Frau Fromme hat eine eindrucksvolle »Diätkarriere« hinter sich – eine Karriere aus misslungenen Diäten, verbunden mit schweren Schicksalsschlägen, wie sie typisch ist für viele übergewichtige Menschen.
Weil sie es satt hatte, als Dicke diskriminiert zu werden, gründete Hanna Fromme den Club »Hannas Pfundsmädels«. Bei regelmäßigen Treffen unterstützen und helfen sich die Mitglieder. Auf Kalorien wird dabei nicht mehr geachtet. Die Pfundsmädels haben alle Diäten ausprobiert und pendeln mittlerweile zwischen Kleidergröße 44 und 60. Gemeinsam kämpfen sie für Toleranz gegenüber dicken Menschen, ganz nach dem Motto: Behandle jeden Menschen so, wie du selbst gerne behandelt werden möchtest – eben mit Toleranz, Respekt und Akzeptanz. Denn egal, ob dick, dünn, groß, klein, egal von welcher Hautfarbe oder welche Religion – jeder Mensch ist einzigartig.

Hanna Frommes Geschichte in ihren eigenen Worten

»Ich war ein süßes Baby ohne Übergewicht. In der Grundschule war ich etwas kräftig, aber nicht dick. Leider wollte mein Vater mir immer ›Gutes tun‹, und darum

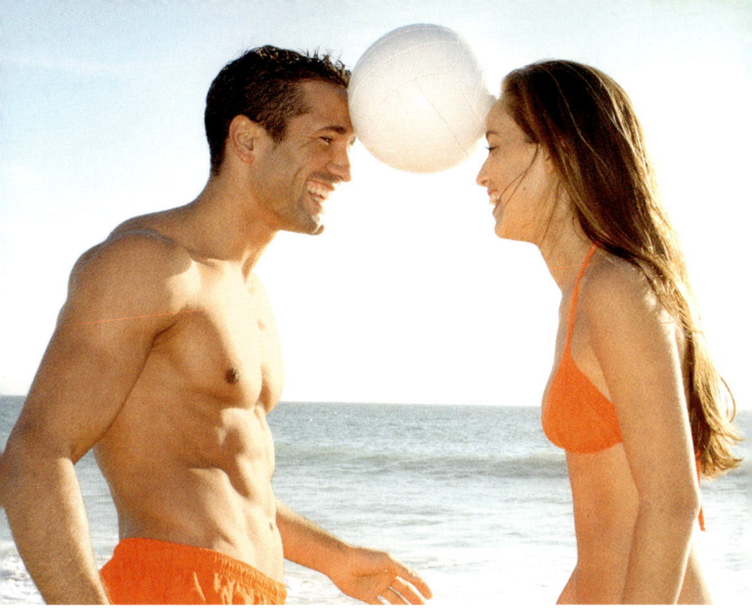

Ausreichend Bewegung ist gesund und tut gut – aber nicht immer lässt sich dadurch Übergewicht vermeiden!

musste der Teller stets leer gegessen werden, egal, ob da noch ein Hungergefühl war oder nicht.
Mit zwölf Jahren ging es los, dass meine ältere Schwester meinte, wir wären ›zu dick‹. Doch ihre 60 Kilogramm bei einer Größe von 170 Zentimeter waren, wie ich heute weiß, nicht unbedingt zu ›dick‹. Aber was tut man nicht alles, wenn die größere Schwester ein Machtwort spricht. Widerlich schmeckende Breie, morgens eine Tasse schwarzen Kaffee mit einer Scheibe trockenem Vollkornbrot und einem gekochten Ei und dann den ganzen Tag nichts mehr. Schwitzen in der Sauna, aber auch Joggen, und nicht essen, nur trinken – so haben wir gelebt. Jede Diät, egal aus welcher Zeitschrift, Medikamente zum Abnehmen, Tees – wir waren dabei.
Ich habe mich gedanklich nur mit Essen beschäftigt. Mir war permanent schwindelig, ich habe gefroren, mir gingen die Haare aus, ich war schlecht gelaunt. Mein Leben bestand nur aus Kalorienzählen.

Im Laufe der Jahre entwickelte ich mich zu einer Art Ziehharmonika. Ich nahm ab und zu und ab und zu ... Aber der Druck meiner Umwelt war so stark, dass ich mich immer wieder zu einer Diät treiben ließ. Selbst nachts verfolgten mich die Kalorien. Ich wurde schweißgebadet wach, weil ich meinte, ich hätte etwas gegessen, und dann war ich froh, dass es nur ein schlimmer Traum war. Es war einfach grausam!
1978 habe ich dann geheiratet, einen 27 Jahre älteren Mann. Er war, so dachte ich, lieb und ruhig, und da all meine schlanken Freundinnen schon verheiratet waren, hatte ich Panik: Dick bekommt man keinen ab! Mittlerweile hatte ich ein ›Kampfgewicht‹ von 90 Kilogramm erreicht, doch es sollte noch schlimmer kommen!
In meiner Ehe habe ich mich für meinen Mann aufgeopfert. Ich war verantwortlich für den Haushalt, hatte meinen Beruf und musste außerdem meinen Mann auch noch unterstützen. Als Arzt musste er nachts häufig zu Hausbesuchen fahren. Da er nachtblind war, wurde ich seine Chauffeurin. Das bedeutete ein- bis fünfmal pro Nacht aus dem Bett aufstehen.«

Essen aus Verzweiflung

»Ich hatte mir immer Kinder gewünscht. Aber die starke Belastung hat dazu geführt, dass ich nicht schwanger wurde. Dafür aber wurde ich trauriger und immer dicker und dicker! Nach vielen Hormonbehandlungen wurde ich nach sieben Ehejahren endlich schwanger. Doch ich verlor das Baby – und damit auch meinen Lebenswillen. Meinen Ehemann, der mich nur benutzt hatte all die Jahre, habe ich von da an gehasst. Meine Ehe empfand ich nun als eine Hölle.

Nach dem Tod meines geliebten Kindes war ich zwar total schlank, doch ich war auch furchtbar unglücklich. Und ich wurde krank: Herzmuskelentzündung, Gallensteine, Lebervergiftung. Nun wollte ich mich von meinem Ehemann trennen, egal, was kommen würde. Aber dann gab es eine Fügung des Schicksals, mit der ich gar nicht mehr gerechnet hatte: Ich bekam ein Baby, ein Adoptivkind. Es wurde samstags um 11 Uhr geboren, und montags um 13 Uhr bekam ich es in meinen Arm gelegt. Wäre mein Kind nicht gewesen, ich weiß nicht, wie ich mein weiteres Schicksal ertragen hätte.«

Essen bei Überforderung

»Doch bald schon traf mich der nächste Schlag: Mein Ehemann wurde schwer krank. Anfangs wusste ich nicht, was das hieß: Amyotrophe Lateralsklerose (ALS). Dann erfuhr ich, dass es sich um eine unheilbare chronische Erkrankung des zentralen Nervensystems handelt. Nach den Aussagen der Ärzte betrug die Lebenserwartung meines Mannes nach der Diagnose ein Jahr.

Es wurden sieben Jahre. Gestorben ist mein Mann bei mir zu Hause. Ich kann behaupten, dass ich sieben Jahre ›Einzelhaft‹ hinter mich gebracht habe durch die Krankheit meines Mannes. Denn als pflegende Frau lebt man völlig isoliert.

Eigentlich könnte man denken: In der Zeit wird sie ja wenigstens abgenommen haben. Irrtum, nun kletterten die Pfunde erst richtig. Nach jedem Blutsturz, nach jedem Erstickungsanfall meines Mannes trank ich einen Becher Kakao oder ich habe Schokolade gegessen, dabei hatte ich kaum Bewegung. Da braucht man nicht Berge zu essen und geht wie ein Hefekuchen auf. Aber ich habe auch

einiges dazugelernt seit dieser Zeit: Man muss sich selber lieben, in der Hülle leben, in die man reinpasst. Man kann nicht ›für andere‹ zu- oder abnehmen.
Und eines Tages habe ich dann beschlossen, mit einigen Frauen ›Hannas Pfundsmädels‹ zu gründen. Wir waren es leid, dass die Menschen so oberflächlich und intolerant sind. Nicht weil wir ›fetter‹ werden wollen, wie manche behaupten, haben wir den Verein gegründet, sondern weil wir, dick wie wir sind, ein tolles Leben leben wollen!«
Frau Fromme gründete den Verein und fand schnell sehr viele »Leidensgenossinnen und -genossen«. Zusammen beschlossen sie, nach ihren schlechten Erfahrungen mit jeglicher Art von Schlankheitskur, nie wieder eine Diät zu machen. Und da sind sie nicht alleine!

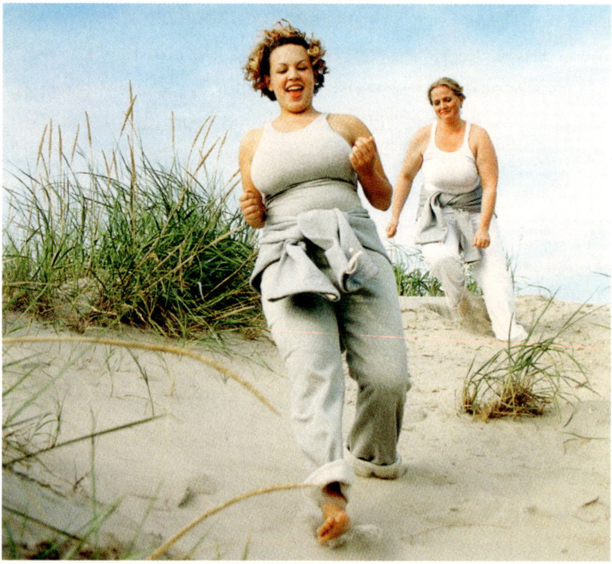

Um das Leben genießen zu können, müssen Sie nicht unbedingt eine Modelfigur haben!

Vielen Menschen ergeht es ähnlich wie Frau Fromme: Man quält sich von Diät zu Diät, bis sich das ganze Dasein einzig und allein um das Essen dreht. Umso größer wird der Frust, wenn der gefürchtete Jo-Jo-Effekt die Pfunde doppelt so schnell wieder auf die Hüften zaubert: ein Teufelskreis, den viele nur zu gut kennen.

Hoffnung für viele: die Optimmun®-Diät

In der Erforschung von Übergewicht und dessen Ursachen hat sich inzwischen viel getan. Man weiß heute, dass es Gründe für das Scheitern von Diäten gibt, an denen nicht immer die Übergewichtigen selbst schuld sind, wie es gerne behauptet wird. Mit diesem Buch wird Ihnen das Erfolgsrezept der Optimmun®-Diät gezeigt – ein Konzept, das individuell auf jeden einzelnen Menschen zugeschnitten wird und somit bei jedem Menschen anders ist.

Schon wieder eines dieser Diätbücher, werden Sie jetzt denken. Dasselbe dachte auch Frau Fromme, als sie zum ersten Mal von der Optimmun®-Diät hörte. Doch inzwischen hat sie beschlossen, es mit der Optimmun®-Diät noch einmal selbst auszuprobieren.

Denn aktuelle wissenschaftliche Studien zeigen eindeutig: Auch das Immunsystem kann etwas mit dem Übergewicht zu tun haben! In vielen Fällen ist die Ursache für die überflüssigen Pfunde in unentdeckten Nahrungsmittel-Unverträglichkeiten zu suchen. Die Optimmun®-Diät basiert auf diesen neuesten wissenschaftlichen Erkenntnissen der Ernährungsmedizin und der Immunologie. Durch deren Kombination wird es erstmals möglich, eine Diät speziell für jeden Einzelnen zu erstellen. Denn nicht jeder Mensch ist gleich. Das Erfolgsrezept der Optimmun®-Diät besteht aus zwei Teilen:

1. Der Optimmun®-Test

Sie müssen nur einen kleinen Pieks in den Arm überstehen, damit Ihr Blut untersucht werden kann. Im Labor wird dann Ihr Immunsystem unter die Lupe genommen. So erfahren Sie, welche Nahrungsmittel und welches Reineiweiß gut für Ihren Körper sind.

2. Die Optimmun®-Diät

Das Ergebnis Ihres Optimmun®-Tests wird zu Ihrem ganz persönlichen Acht-Wochen-Programm verarbeitet. Der Plan zeigt Ihnen für jeden Tag genau an, was Sie essen werden, und zwar nur immunverträglich. Auf diese Weise sparen Sie das lästige Auswählen und können obendrein noch besser Ihren Einkauf planen. So verlieren Sie mit Hilfe Ihres individuellen Plans, der für Sie verträgliche Nahrungsmittel, Eiweiß-Vitalstoffe und leckere Rezepte enthält, schnell und ohne Jo-Jo-Effekt Ihre Pfunde: das motiviert. Wie der Weg in eine leichte Zukunft mit der Optimmun®-Diät genau aussieht, erfahren Sie ab Seite 50.
Der theoretische Teil der Optimmun®-Diät ist so aufgebaut, dass Sie, wenn Sie neugierig sind, zu einigen Begriffen und Substanzen in den Erläuterungen am Ende des Buches mehr erfahren können.

Liegt Ihr Gewicht im grünen Bereich?

Jeder zweite Deutsche ist zu dick, jeder zehnte leidet unter Adipositas, dem extremen, krankhaften Übergewicht (siehe Seite 110). Wenn Sie genau wissen wollen, ob Sie zu viel Pfunde auf die Waage bringen, hilft Ihnen der Body-Mass-Index (BMI) bei der Bewertung Ihres Körpergewichts. Der BMI ist der Quotient des Gewichts in Kilogramm und des Quadrats der Körpergröße in Metern. Nach dem bisherigen Verständnis wurde Übergewicht als alleinige Ursache bzw. als Risikofaktor für andere Erkrankungen und Beschwerden angesehen. Das bedeutet, sobald der BMI oberhalb der empfohlenen Werte liegt, steigt das Risiko für weitere Erkrankungen an.

Beispiel: Eine 46-jährige Frau ist 1,68 Meter groß und wiegt 75 Kilogramm. Ihr BMI berechnet sich wie folgt:

$$\text{BMI} = \frac{\text{Gewicht in Kilogramm}}{(\text{Körpergröße in Metern})^2} \qquad \frac{75}{1{,}68 \times 1{,}68} = 26{,}75$$

Alter	Wünschenswerter BMI
19–24 Jahre	19–24
25–34 Jahre	20–25
35–44 Jahre	21–26
45–55 Jahre	22–27
55–64 Jahre	23–28
über 64 Jahre	24–29

Der empfohlene BMI für eine 46-jährige Frau liegt zwischen 22 und 27, unsere Testperson ist demnach gerade noch normalgewichtig und muss nicht abnehmen. Hat die Person allerdings weitere Risikofaktoren für Herz-Kreislauf-Erkrankungen (Bluthochdruck, hohes Cholesterin), eine genetische Veranlagung für Übergewicht oder bereits Beschwerden durch das Gewicht, sollte sie besonders darauf achten, nicht weiter zuzunehmen.

Das richtige Gewicht – einfach ablesen mit dem Body-Mass-Index

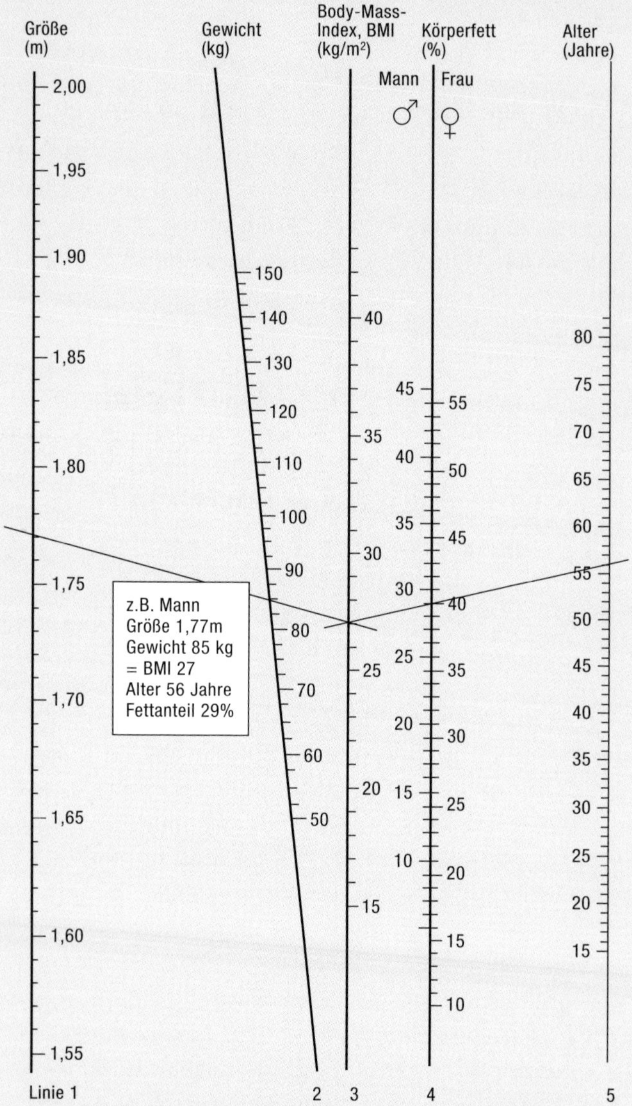

Um Ihren BMI zu ermitteln, verbinden Sie bitte mit einem Lineal Ihre Größe (Linie 1) mit Ihrem Gewicht (Linie 2): Am Schnittpunkt mit Linie 3 können Sie Ihren BMI ablesen. Wenn Sie zusätzlich Ihren Körperfettanteil abschätzen wollen, dann verbinden Sie Ihren BMI mit Ihrem Alter. Am Schnittpunkt mit Linie 4 erhalten Sie den ungefähren Körperfettanteil in Prozent (Geschlecht beachten!).

Jeder zweite Deutsche ist zu dick, jeder zehnte leidet unter Adipositas, dem extremen Übergewicht.

Body-Mass-Index – Klassen nach Geschlecht

BMI-Wert (kg/m^2)	Männer	Frauen
< 20	2,8%	5,7%
20–25	31,1%	37,4%
25–30	45,1%	32,4%
30–40	20,5%	23,1%
≥ 40	0,4%	1,4%

Gesundheitssurvey des Robert-Koch-Institutes

Übergewicht hat viele Ursachen

In den wenigsten Fällen ist Übergewicht auf einen einzigen Grund zurückzuführen. Meist führt eine Kette von ungünstigen Bedingungen dazu, dass man immer mehr Gewicht auf die Waage bringt. Es lohnt sich, die möglichen Ursachen genauer unter die Lupe zu nehmen!

Wir essen zu viel!

Wir leben im Land des praktisch unbegrenzten Lebensmittelangebots, und dieses Angebot nutzen wir gerne und reichlich. Die industrialisierte Landwirtschaft, schnelle Transportmittel, verbesserte Kühlmöglichkeiten und verschiedenste Methoden der Haltbarmachung sorgen dafür, dass das Lebensmittelangebot enorm und von Jahreszeiten unabhängig ist. Während der Mensch früher die Fettpolster als Reserve für magere Zeiten benötigte, verhindern heute Kühlschränke und Konservierungsmethoden, dass es überhaupt zu Versorgungsengpässen kommt. Nahrung steht immer zur Verfügung – und viele Menschen essen auch dann, wenn eigentlich gar keine neue Kalorienzufuhr nötig wäre. Doch unser Stoffwechsel ist immer noch auf effiziente Energiegewinnung aus Lebensmitteln und Fettspeicherung eingestellt.

Wir essen oft das Falsche

Problematisch ist, dass wir heute nicht mehr in erster Linie die Nahrungsmittel aufnehmen, die in der Evolutionsgeschichte des Menschen üblich waren. Als Jäger und Sammler nahm der Homo sapiens vorwiegend Getreide, Früchte, Gemüse, Samen, Wasser, Hülsenfrüchte und Nüsse zu sich. Fleisch war schwer zu bekommen, denn dafür mussten erst Tiere erlegt werden.

Bis vor rund 100 Jahren war Fett der wichtigste Stoff für den Menschen: Er sicherte sein Überleben, denn Fett liefert hochkonzentriert Energie. Heute haben wir nur einen geringen Energiebedarf, und Fett ist für uns praktisch überflüssig.

Der veränderte Lebensstil der Menschen sorgt dafür, dass immer mehr Fast Food sowie Fertig- und Teilfertigprodukte verzehrt werden. Diese Lebensmittel belasten die Figur mit reichlich Fett. Der Pro-Kopf-Verzehr von Fett und Weißmehlprodukten ist in den letzten 50 Jahren rasant gestiegen, der von sättigenden, ballaststoffreichen Vollkornprodukten ist dagegen stark rückläufig. Übergewicht ist auch eine Ballaststoffmangelkrankheit, denn Ballaststoffe sättigen und verhindern so eine Überernährung.

Essen als Kompensation

Essen ist außerdem ein gefühlsgesteuerter Vorgang. Wir essen selten aus rationalen, sondern in der Regel aus emotionalen Gründen. Die Vernunft bestimmt unser Essverhalten kaum. Durch Essen versuchen viele Menschen, andere Bedürfnisse als Hunger zu stillen, und benutzen es als Ventil in emotional belastenden Situationen wie Ärger, Traurigkeit, Einsamkeit oder Unsicherheit. Dieses Essen hat mit dem Stillen von Hunger und der notwendigen Versorgung des Organismus mit Energie, Nährstoffen und gesunderhaltenden Vitaminen und Mineralstoffen nichts zu tun.

Wir bewegen uns zu wenig

Bewegungsmangel stellt ein großes Problem in unserer Industriegesellschaft dar. Der Weg zur Arbeit wird von den meisten Berufstätigen mit dem Auto oder mit öffentlichen Verkehrsmitteln zurückgelegt. Am Arbeitsplatz angekommen, üben viele Menschen eine rein sitzende Tätigkeit aus. Auch die Freizeit wird weitgehend von den modernen Medien bestimmt – und Computerspiele erfordern nun mal keinen großen Körpereinsatz. Zeit für den Ausgleich durch sportliche Betätigung nimmt sich nicht jeder, der es nötig hätte. Wenig Bewegung, lange Stunden vor dem Fernseher oder dem PC: So werden oft schon in der Kindheit die Grundlagen für lebenslanges Übergewicht gelegt.

Nahrungsmittel-Unverträglichkeiten – eine weitere Ursache für Übergewicht

Neuesten Erkenntnissen von Wissenschaftlern zufolge hängt Übergewicht oft auch mit Nahrungsmittel-Unverträglichkeiten zusammen. Unverträgliche Lebensmittel

können Entzündungen auslösen, die dann eine Gewichtsreduktion nahezu unmöglich machen.
Dies konnte erstmals mit einer wissenschaftlichen Studie gezeigt werden. Thomas Erlinger (siehe Seite 125) belegte in seiner Untersuchung, dass übergewichtige Patienten mit niedrigen Werten eines bestimmten Entzündungsmarkers (CRP, siehe auch Seite 110) im Blut größeren Erfolg bei der Gewichtsabnahme haben als Patienten mit hohen Werten. Dieser Entzündungsmarker im Blut spiegelt das Maß von Entzündungsgeschehen im Körper wider. Wird im Blut ein hoher Wert gemessen, spielen sich im Organismus des Patienten vermehrt Entzündungen ab. Liegen nun bestimmte Nahrungsmittel-Unverträglichkeiten vor, lösen sie ein Entzündungsgeschehen aus. Diese Entzündung beginnt sich schleichend im Körper zu etablieren, ohne dass sie zunächst bemerkt wird. Trotzdem verhindert sie das Abnehmen, selbst wenn nur geringe Mengen der »falschen Lebensmittel« gegessen werden.
Nach dieser Studie führen solche Entzündungen, ausgelöst durch Nahrungsmittel, zu einer Hemmung des Fettabbaus, so dass übergewichtige Teilnehmer der Studie schlechter abnahmen. Damit haben viele Übergewichtige erstmals eine Erklärung, warum trotz gesunder Ernährung und kleiner Mahlzeiten die Waage nicht wie gewünscht nach unten zeigt.
Interessanterweise sind es meist solche Nahrungsmittel, die man häufig zu sich nimmt, gegen die der Körper Unverträglichkeiten ausbildet. Auf der Grundlage dieser Er-

Parallel zur Diät sollten Sie immer für viel Bewegung sorgen, damit Ihr Körper beim Abnehmen keine Muskeln abbaut.

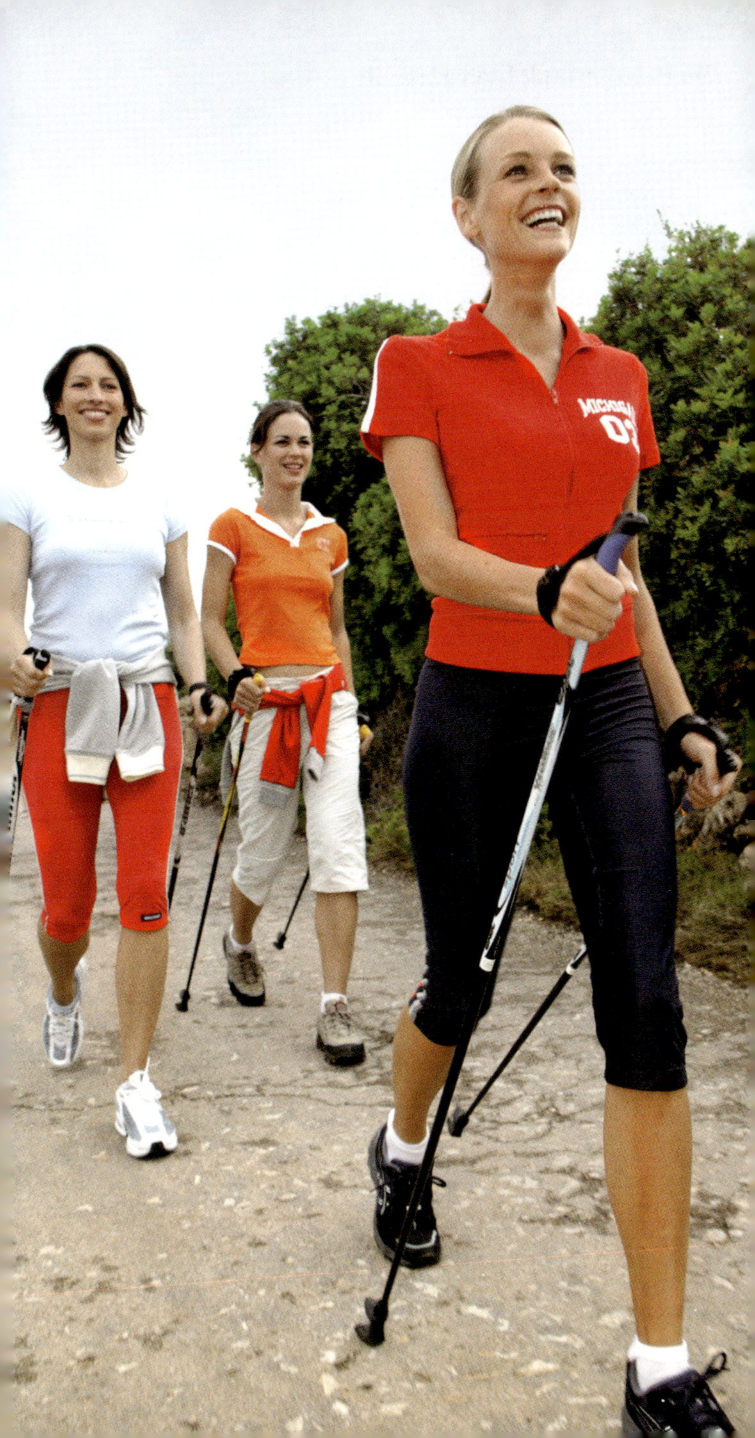

kenntnisse wurde die Optimmun®-Diät als weltweit einzigartige Diätsensation von Ernährungswissenschaftlern und Ernährungsmedizinern entwickelt. Sie trägt dem Phänomen Nahrungsmittel-Unverträglichkeit Rechnung.

Mit der Optimmun®-Diät meiden Sie automatisch unverträgliche Nahrungsmittel, denn der vorab durchgeführte Test findet heraus, welche Nahrungsmittel Sie vertragen. Aufgrund dieses Ergebnisses wird dann Ihr individueller Diätplan erstellt.

Welche Gefahren birgt Übergewicht noch?

Übergewicht ist mehr als ein kosmetisches Problem: Übergewichtige haben eine kürzere Lebenserwartung und eine verringerte Lebensqualität. Dieser Effekt ist statistisch belegt. Nur 15 Prozent der deutlich Übergewichtigen erreichen eine normale Lebenserwartung. Denn sie erkranken häufiger an Bluthochdruck, haben erhöhte Blutfettwerte, einen erhöhten Harnsäurespiegel oder entwickeln Diabetes mellitus Typ 2; ebenso steigt die Wahrscheinlichkeit für einen tödlichen Herzinfarkt oder Schlaganfall. Damit sinkt die Chance, einen unbeschwerten Lebensabend verleben zu können.

Ein übergewichtiger Mensch muss sich auf Gelenkschmerzen, Rückenschmerzen und viele Besuche beim Orthopäden sowie Internisten einstellen. Das niedrigste Krankheitsrisiko ist bei Menschen mit einem BMI von 22 gegeben. Über 27 sollte Ihr BMI keinesfalls liegen, wenn Sie in absehbarer Zeit nicht krank werden möchten.

Häufige Erkrankungen bei Übergewichtigen

- Bluthochdruck
- Herz-Kreislauf-Erkrankungen (Herzinfarkt/Schlaganfall)
- Gefäßerkrankungen/-verkalkung
- Diabetes mellitus Typ 2
- Verdauungsstörungen/Verstopfung
- Gelenkerkrankungen/Beeinträchtigung des Bewegungsapparates
- Hyperurikämie (Gicht)

Haben Übergewicht und chronische Beschwerden eine gemeinsame Ursache?

In unserem Kapitel »Warum ›falsches‹ Essen krank machen kann« (siehe Seite 92ff.) erfahren Sie mehr über die Zusammenhänge von Ernährung und dauerhaften Beschwerden. Sie werden feststellen, dass manche der bisherigen Erkenntnisse zu deren Ursachen angesichts des neuesten Wissensstandes neu überdacht werden müssen. Und Sie werden merken, dass vieles für den Ansatz spricht, der unserem Diätkonzept zu Grunde liegt: Übergewicht und chronische Beschwerden haben oft die gleiche Ursache – deshalb treten sie vielfach in Verbindung miteinander auf.

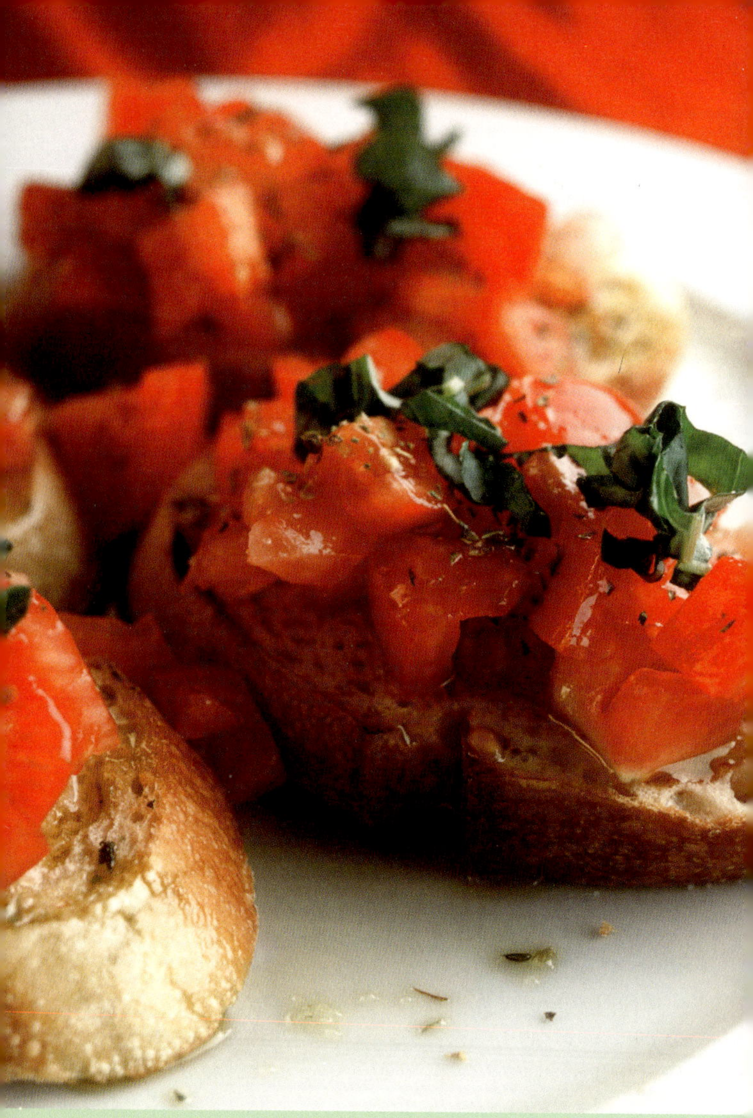

Dick durch Nahrungsmittel-Unverträglichkeiten?

Vielleicht gehören auch Sie zu den Menschen, die trotz strenger Diäten und viel Bewegung nach wie vor an Übergewicht leiden? Dann sollten Sie sich in jedem Fall auf mögliche Nahrungsmittel-Unverträglichkeiten untersuchen lassen. Oft ist nämlich eine gestörte Immunreaktion auf bestimmte Nahrungsmittel die Mitursache für die vielen überflüssigen Pfunde.

Was ist eigentlich eine Nahrungsmittel-Unverträglichkeit?

Nahrungsmittel-Unverträglichkeiten dürfen auf keinen Fall mit klassischen Allergien verwechselt werden. Eine **Allergie** ist eine akute Abwehrreaktion des Körpers auf das Eindringen einer Substanz, die eigentlich völlig harmlos ist. Typisches Merkmal einer Allergie ist eine sehr rasch auftretende und meist starke Reaktion wie das Anschwellen von Lippen und Rachenraum, Atemnot, Niesattacken oder Hautausschläge. Die Reaktion erfolgt in der Regel innerhalb von Minuten bis Stunden nach dem Verzehr des Nahrungsmittels. Somit ist eine Nahrungsmittelallergie leicht zu erkennen. Nahrungsmittelallergien sind aber selten und betreffen nur einen geringen Prozentsatz (zwei bis vier Prozent) der Bevölkerung.

Stoffwechselblockaden behindern den Abbau von Fettdepots

Ganz anders die **Nahrungsmittel-Unverträglichkeiten!** Diese kommen sehr häufig vor und entwickeln sich oft über

Jahre hinweg ohne nennenswerte Auswirkungen, bis sie schließlich zu Stoffwechselentgleisungen führen. Diese Blockaden können Übergewicht mit verursachen und noch den Abbau von Fettdepots behindern. So kann es sein, dass auch Sie z. B. auf Salat, Tomaten, Vollkornprodukte usw. unverträglich reagieren, mit der Folge, dass diese Unverträglichkeit Ihr Immunsystem belastet, Stoffwechselvorgänge beeinflusst und damit unter anderem Übergewicht verursacht - obwohl Sie sich vermeintlich gesund ernähren und beim Essen zurückhaltend sind.

Wie können solche Unverträglichkeiten entstehen?

Nahrungsmittel-Unverträglichkeiten entstehen oft aufgrund verschiedener Faktoren. Dazu gehören die industrielle Fertigung von Nahrungsmitteln, das oft einseitige Essverhalten, Stress, Umwelteinflüsse, Alkohol oder andere Belastungen, wie z. B. durch bestimmte Lebensmittelzusatzstoffe.

So dienen Konservierungsstoffe beispielsweise nicht nur der Konservierung der Nahrung, sondern sie schädigen auch die Darmflora. Dadurch wird die Funktion des Darmes beeinträchtigt und er wird an den falschen Stellen durchlässig für Nahrungsmittelbestandteile. Die Durchlässigkeit der Darmwand ist dann krankhaft erhöht. Die Nahrungsmittelbestandteile werden so als Fremdkörper im Blut von unserem Immunsystem bekämpft. Die regelmäßige Aufnahme nicht verträglicher Nahrungsmittel stellt das Immunsystem des Körpers unter Dauerstress und belastet den Organismus erheblich. Genau diese Dauerbelastung des Immunsystems kann schuld sein, dass man trotz aller Bemühungen nicht abnimmt.

Das Immunsystem – unsere Gesundheitspolizei

Nahrungsmittel haben also größeren Einfluss auf unseren Körper, als wir annehmen. Klar: Jeder weiß, dass zuviel Pommes und Schokolade dick machen, dass man abnimmt, wenn man sich gesund ernährt und Sport macht. Aber was ist, wenn all diese Regeln von Ernährungsprofis keine Wirkung zeigen? Wissenschaftler haben, wie bereits erwähnt, herausgefunden, dass die Ursache für dieses Phänomen in unserem Immunsystem und dem Einfluss von Nahrungsmitteln auf dieses System liegen kann. Um zu verstehen, was unser Essen mit unserem Immunsystem zu tun hat, reisen wir kurz in die Tiefen unseres Körpers:

Welche Funktion hat unser Immunsystem?

Unser Immunsystem arbeitet ein Leben lang ohne Pause. Tag und Nacht werden Bakterien und andere Erreger aller Art abgewehrt, mit denen wir konfrontiert werden. Dies kann über die Atemluft, die Nahrung oder andere Dinge in unserer Umgebung geschehen. Um diese enorme Aufgabe zu bewältigen, hat der menschliche Organismus ein ausgeklügeltes System entwickelt, das das Eindringen und Ausbreiten von Erregern im Körper bekämpft: Viele Erreger werden bereits durch die oberflächlichen Schutzbarrieren abgewehrt. Diese sind der Säureschutzmantel der Haut, Bakterien tötende Enzyme in Speichel, Tränenflüssigkeit und Magen, der Schleimfilm in den Bronchien sowie feine Härchen in den Atemwegen. Wenn es ein Erreger trotzdem geschafft hat, diese Barrieren zu überwinden, trifft er auf die nächsten Stufen des Immunsystems. Etwa eine Billiarde weißer Blutkörperchen und rund

100 Trillionen Antikörper stehen für die Verteidigung zur Verfügung. Sie agieren, wie eine Polizeitruppe, nach einem genau festgelegten Plan. Dabei stehen alle Komponenten des Systems in enger Wechselbeziehung zueinander.

Wie sieht eine Abwehrreaktion aus?

Das Immunsystem kann Abwehrreaktionen gegen körperfremde Eindringlinge nur dann starten, wenn diese auch als Feinde erkannt werden. Diesen wichtigen Erkennungsdienst übernehmen die **Antikörper**, die auch als *Immunglobuline* bezeichnet werden. Ihren Aufgaben entsprechend werden sie in unterschiedliche Klassen eingeteilt und mit bestimmten Buchstaben gekennzeichnet, z. B. Immunglobulin G (IgG) für die Erkennung von Nahrungsmittel-Unverträglichkeiten und Immunglobulin E für die Erkennung von Allergien.

Wie die Eindringlinge beseitigt werden

Die Antikörper patrouillieren stetig in der Blutbahn, um im entscheidenden Moment ihren Feind abfangen zu können. Dazu heften sie sich an den Eindringling, z. B. ein Virus oder Bakterium, und markieren ihn. So wird das Bakterium für die anderen Zellen des Immunsystems – die weißen Blutzellen – sichtbar und als körperfremd erkannt. Die anderen Zellen des Immunsystems leiten nun automatisch eine Abwehrreaktion ein und machen den Eindringling unschädlich. Eine sofortige Abwehrreaktion wird nur dann eingeleitet, wenn schon der passende Antikörper auf dem Bakterium vorhanden ist. So werden Eindringlinge sehr schnell beseitigt, meist noch bevor sie den Körper überhaupt schädigen.

So läuft eine Immunabwehr ab:

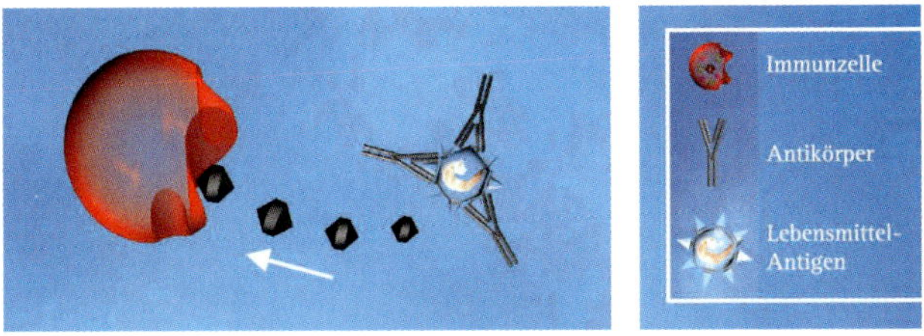

Antikörper markieren ein Lebensmittel-Antigen. Hierdurch wird an Zellen des Immunsystems das Signal gesetzt, eine Immunreaktion einzuleiten.

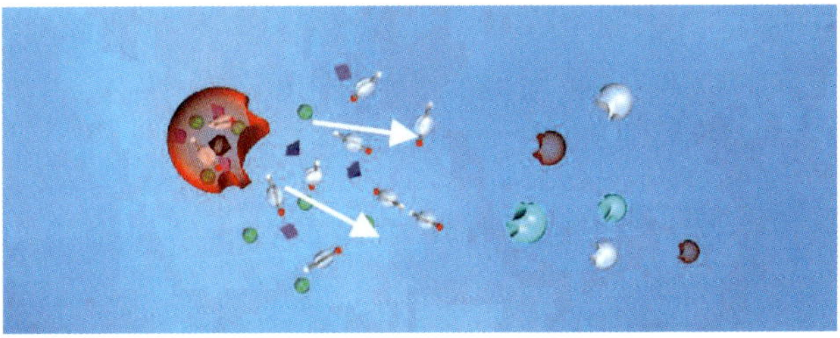

Um die Reaktion in Gang zu bringen, sind weitere Zellen nötig. Diese werden durch die Ausschüttung von Botenstoffen angelockt und durch freigesetzte Mediatoren (Vermittler) koordiniert.

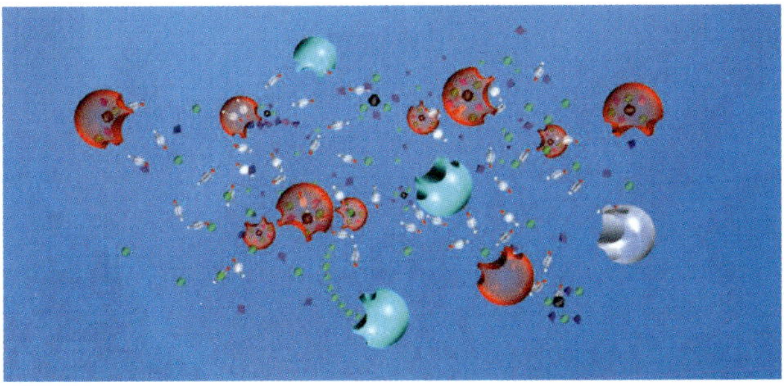

Wenn Botenstoffe und Mediatoren durch ständige Immunreaktionen in zu hohen Konzentrationen vorliegen, führt das zu Fehlregulationen.

Diesen natürlichen Wirkmechanismus macht man sich auch beim Impfen zunutze. Abgetötete Erreger oder leere Virushüllen, die für den Körper unschädlich sind, werden als Impfstoff eingesetzt. Daraufhin bildet das Immunsystem gegen deren Struktur Antikörper. Der Körper wird folglich immunisiert und bildet spezifische Antikörper genau passend zu den Bestandteilen der geimpften Erreger. Kommt es dann später zu einer wirklichen Infektion durch einen intakten Erreger, sind die Antikörper schon vorhanden und das Immunsystem ist in der Lage, sofort mit Abwehrreaktionen zu starten. Der Erreger kann sich also nicht mehr im Körper festsetzen und vermehren und richtet somit auch keinen Schaden an.
Die Bindung zwischen Antikörper und Erreger löst folglich eine Immunreaktion aus, die diesen Schutz gewährleistet.

Wenn das Immunsystem auf Nahrungsmittel reagiert

Was aber passiert, wenn das Immunsystem statt Bakterien und Viren plötzlich auch Salat und Tomaten bekämpft?
Die gleichen Reaktionen wie bei der Impfung laufen nämlich auch ab, wenn Antikörper gegen Nahrungsmittel vorhanden sind. In diesem Fall wird die entsprechende Nahrung als Fremdkörper angesehen, so dass jedes Mal nach dem Verzehr eine Immunreaktion ausgelöst wird. Die dann ablaufende Immunreaktion unterscheidet sich nicht von dem Ablauf der Reaktion auf Bakterien oder Viren. Sie unterscheidet sich aber, und das ist der entscheidende Unterschied, in der Häufigkeit und Dauer, mit der

sie abläuft. Infektionen gegen Tetanus-, Mumps- oder Masernerreger sind eher selten und treten meist nur einmal im Leben auf, essen müssen wir dagegen täglich. Sind Antikörper gegen diese Nahrungsmittel vorhanden, laufen immer dann Immunreaktionen ab, wenn wir sie essen. Solange wir unsere Ernährung nicht ändern, wird diese Immunreaktion weiter stattfinden, das heißt, sie wird chronisch und kann unseren Stoffwechsel völlig durcheinander bringen.

Übergewicht durch Antikörper?

Den neuen Erkenntnissen der Medizin zufolge beeinflusst die permanente Immunreaktion auf Nahrungsmittel bestimmte Stoffwechselvorgänge im Körper. Der Fettaufbau und besonders der Fettabbau in unserem Körper können davon betroffen sein, so dass Diäten immer weniger zum gewünschten Ziel führen. Wie es dazu kommen kann, ist im Folgenden erläutert.

So läuft eine Immunreaktion auf Nahrungsmittel ab

Der Ablauf einer Abwehrreaktion auf Nahrungsmittel ist mit der Freisetzung von Botenstoffen verbunden. Sie fungieren gewissermaßen als Funkspruch zwischen den im Körper verteilten Immunzellen. Bei einem »Einsatz« gegen ein unverträgliches Nahrungsmittel ruft so ein Funkspruch die umher patrouillierenden Abwehrzellen zum Ort des Geschehens. Die Botenstoffe garantieren auf diese Weise die Kommunikation der Zellen untereinander und sorgen so für eine präzise Abstimmung der einzelnen Abwehrschritte.

Entscheidend für den reibungslosen Ablauf der Immunreaktion auf Nahrungsmittel (und andere als körperfremd markierte Erreger) ist ein gesundes Gleichgewicht aller beteiligten Zellen und Substanzen. Das bedeutet für die Botenstoffe, dass sie weder zu hoch noch zu niedrig konzentriert sein sollten. Wenn dieses Gleichgewicht gestört ist, kann die Immunreaktion auf Nahrungsmittel schädlich werden.

Die Funktion des Botenstoffs TNF-α

Der Botenstoff TNF-α (siehe auch Seite 111), der im Laufe der Immunreaktion freigesetzt wird, hat eine sehr große Bedeutung. Wenn er in einer zu hohen Konzentration vorhanden ist, lagert er sich an bestimmten Bindungsstellen auf der Oberfläche der Körperzellen an. Diese Bindungsstellen werden auch als Rezeptoren bezeichnet. An den Zellen gibt es viele solcher Rezeptoren. So gibt es z. B. Rezeptoren für Insulin auf der Zelloberfläche, die den Einlass von Blutzucker in die Zelle regeln.

Das funktioniert folgendermaßen:

Nach Aufnahme von Nahrung steigt der Blutzuckerspiegel an. Das ist normal. Dadurch wird automatisch in der Bauchspeicheldrüse ein Hormon namens Insulin freigesetzt. Das Insulin bindet an die Rezeptoren von Zellen. Es ermöglicht damit der Zelle, den Blutzucker aus dem Blut in die Zelle aufzunehmen.

An diese Rezeptoren bindet aber, wie schon gesagt, auch der Botenstoff TNF-α – und das ist schlecht. Dieser ist durch die ständige Abwehrreaktion auf Nahrungsmittel in zu großer Menge vorhanden. Er blockiert nun in hohem Maße die Insulinrezeptoren der Zellen, so dass das Insulin dort nicht mehr andocken kann. Dadurch wird die so wichtige Aufnahme von Blutzucker in die Zellen behindert. Die unerwünschte Folge: der Blutzuckerspiegel steigt an, weil kein Zucker in die Zellen gelangt. Der Zucker im Blut wird dann nicht verbraucht, sondern stattdessen zu Fett umgewandelt.

Weitere Folgen des zu hohen Insulinspiegels

Der hohe Blutzuckerspiegel bewirkt zudem eine noch stärkere Freisetzung von Insulin aus der Bauchspeicheldrüse. Ein hoher Insulinspiegel fördert aber den Aufbau von Fettgewebe im Körper. Wenn nun durch die Blockade der Insulinrezeptoren ständig zu viel Insulin im Blut ist, baut der Körper permanent neues Fett auf. Schlimmer noch: auch das in den Fettzellen gespeicherte Fett kann dann nicht mehr verbraucht werden. Es setzt sich fest. Dadurch steht dem Körper die Energie aus dem Fett nicht mehr zur Verfügung. Das wiederum führt vermehrt zu Heißhungerattacken. So entsteht ein Teufelskreis, der eine Gewichtsabnahme fast unmöglich macht, auch wenn man fett- und zuckerarm isst.

Zusammengefasst bedeutet das Folgendes

Durch die permanente Bekämpfung von unverträglichen Nahrungsmitteln durch das Immunsystem nimmt die TNF-α-Menge im Körper zu. Da TNF-α die Insulinrezeptoren blockiert, steigt der Insulinspiegel im Blut deutlich an. Die Folge davon: Der Fettaufbau wird gefördert und der Patient leidet zusätzlich unter Heißhunger. Die Abwehr unverträglicher Nahrungsmittel führt also indirekt zu einer Gewichtszunahme und blockiert gleichzeitig eine Gewichtsabnahme. Ein fataler Kreislauf!

Wie man Nahrungsmittel-Unverträglichkeiten nachweisen kann

Reaktionen, die durch Nahrungsmittel-Unverträglichkeiten ausgelöst werden, laufen, anders als bei Allergien, meist nicht wahrnehmbar ab.

Auch zeitlich tritt eine Verzögerung von bis zu 72 Stunden zwischen Nahrungsmittelaufnahme und Einsetzen des Entzündungsgeschehens ein. So ist kaum erkennbar, dass Nahrungsmittel auch für bestimmte Krankheitssymptome verantwortlich sein können, wie z. B. Migräne oder Magen-Darm-Probleme. Näheres dazu lesen Sie ab Seite 93.

Die bisherige Nachweismethode: die Auslassdiät

Ein Stück Apfelkuchen enthält Milch, Weizen, Vanille, Apfel, Gelatine, Zucker, Ei, Butter ... Selbst wenn man den Apfelkuchen als Verursacher gesundheitlicher Beschwerden erkannt hat, weiß man noch nicht, welcher der Inhaltsstoffe der eigentliche Übeltäter ist. Denn: Die Unverträglichkeit liegt ja nicht gegen den Apfelkuchen, sondern gegen eine oder mehrere Zutaten vor.

Bisher hat man eine für den Patienten sehr mühsame Methode in Form der so genannten Auslassdiät durchgeführt. Sie funktioniert nicht immer, ist sehr kompliziert und oftmals nicht aussagekräftig. Dabei ernährt man sich anfangs mit zwei Nahrungsmitteln, die als besonders verträglich bekannt sind. Dann werden weitere Nahrungsmittel einzeln und Schritt für Schritt ergänzt – ein sehr langwieriger Weg, da eventuelle Reaktionen erst nach 72 Stunden auftreten können. Man muss also diese

Zeit abwarten und kontrollieren, ob Symptome feststellbar sind, bevor ein weiteres Nahrungsmittel hinzugenommen werden kann. Bis dieser Prozess abgeschlossen ist, vergehen viele Monate der Entbehrungen, die eine große Willensstärke und Disziplin erfordern.

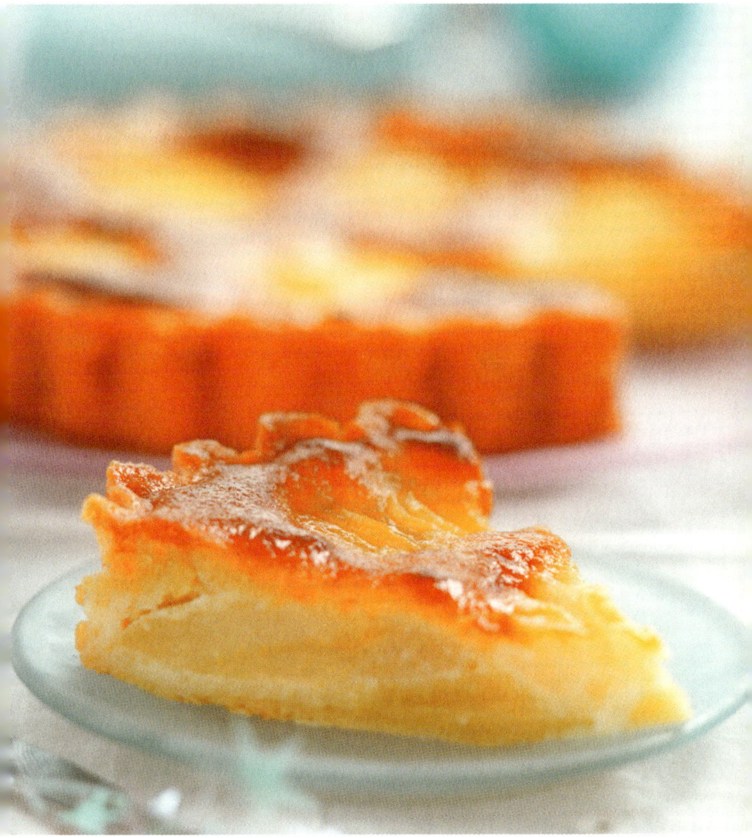

Apfelkuchen – ein Genuss! Wenn er jedoch eine Nahrungsmittel-Unverträglichkeit hervorruft, ist es schwierig, die Ursache festzustellen.

Das Testverfahren: ein einfaches und sicheres Prinzip

Eine ganz neue Möglichkeit bietet ein Testverfahren, bei dem über eine Blutuntersuchung Nahrungsmittel-Unverträglichkeiten nachgewiesen werden können.
Eine Nahrungsmittel-Unverträglichkeit ist, wie wir bereits wissen, durch das Vorhandensein von spezifischen IgG-Antikörpern gegen Nahrungsmittel definiert (siehe Seite 28). Diese werden in die Unterklassen IgG_1 bis IgG_4 eingeteilt und getestet. Nur wenn diese im Blut vorhanden sind, können die Zellen des Immunsystems Abwehrreaktionen, also Entzündungsprozesse, einleiten.
Zur Feststellung von Nahrungsmittel-Unverträglichkeiten ist also eine Blutuntersuchung erforderlich. Die Blutprobe wird dahingehend analysiert, ob spezifische IgG-Antikörper gegen Nahrungsmittel im Blut vorhanden sind.

Und so funktioniert der Test:

Vom Prinzip her ist dieser Test ganz einfach, technologisch jedoch sehr aufwändig und mit eindeutigen, aussagefähigen Ergebnissen. Bei der Laboranalyse macht man sich den ganz natürlichen Mechanismus zunutze, wie er in jedem menschlichen Körper abläuft:
Durch ein chemisches Verfahren werden alle zu testenden Nahrungsmittel als Extrakte gewonnen. Jeder Nahrungsmittelextrakt wird nun an der Wand eines einzelnen kleinen Röhrchens fixiert. Das bedeutet, dass für jedes Nahrungsmittel ein eigenes Röhrchen benötigt wird. Bei der Analyse wird nun jedes dieser Gefäße mit Ihrem Blut befüllt. Wenn in Ihrem Blut spezifische Antikörper auf ein Nahrungsmittel vorhanden sind, wird dieser Antikörper sich mit dem Nahrungsmittel an der Röhrchenwand verbinden – ganz so, wie er es in Ihrem Körper tun würde. In

mehreren Arbeitsschritten ist es labortechnisch möglich, diese Bindung sichtbar zu machen. Empfindliche Messgeräte bestimmen dann die Menge der gebundenen Antikörper.

Mit dieser Methode kann man genau die Nahrungsmittel identifizieren, die schlecht vertragen werden und Übergewicht fördern. Man hat damit die Chance, die entsprechenden Nahrungsmittel gezielt zu meiden.

Das Testverfahren ist zwar, wie bei der herkömmlichen Methode, sehr aufwändig, der Vorteil für Sie jedoch liegt darin, dass der Aufwand vom Labor übernommen wird und nicht von Ihnen selbst in mühevoller Kleinstarbeit durchgeführt werden muss.

Nach diesem Testergebnis essen Sie nur noch Nahrungsmittel, die Sie auch wirklich vertragen. So wird die Immunreaktion auf unverträgliche Nahrungsmittel verhindert und das Entzündungsgeschehen gestoppt.

Wenn man den Fettdepots massiv zu Leibe rücken möchte und darüber hinaus gesund und dauerhaft abnehmen will, kann man diesen Prozess aktiv und am effektivsten durch das proteinmodifizierte Abnehmen unterstützen.

Was das bedeutet und wie die Vorteile dieser Methode durch die Entwicklung der Optimmun®-Diät erstmals mit dem Wissen um individuelle Nahrungsmittel-Unverträglichkeiten kombiniert wurden, lesen Sie auf den folgenden Seiten.

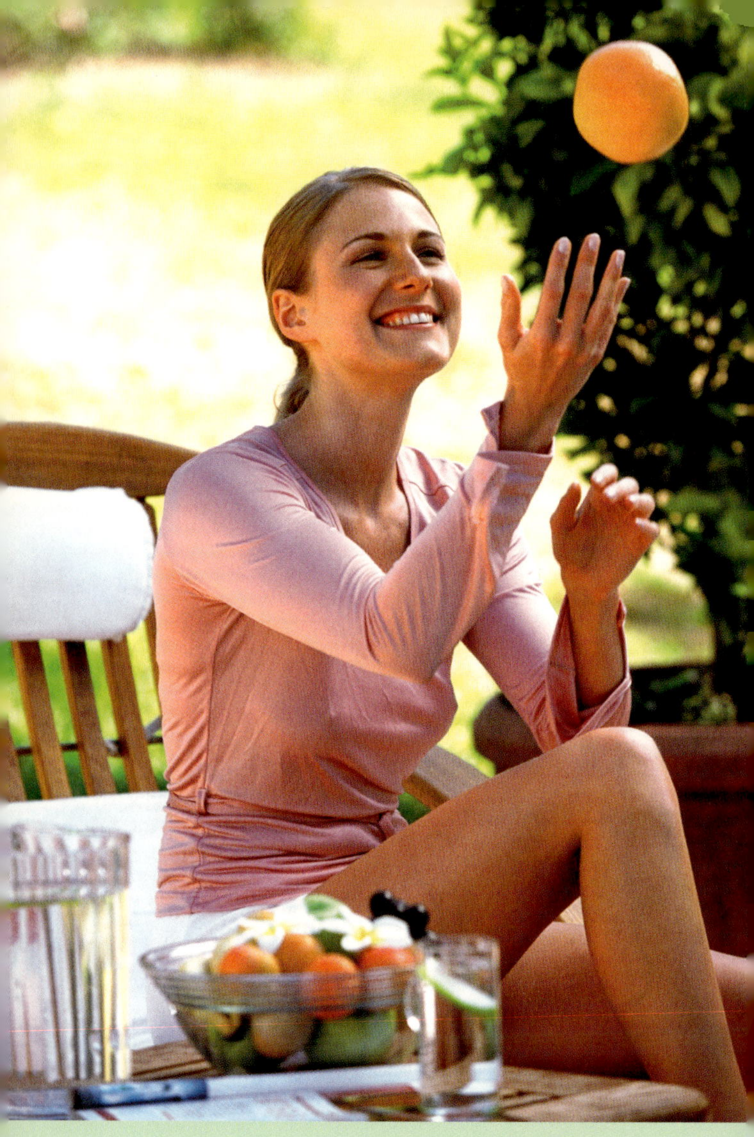

Schlank durch Eiweiß

Eiweißmodifiziertes Abnehmen gilt nach heutigem Wissensstand weltweit als die effektivste Diät mit langfristigem Abnehmerfolg. Dabei handelt es sich um eine Variante des Abnehmens, die entwickelt wurde, um den negativen Folgen radikaler Diäten entgegenzuwirken. Mit dieser Diät schaffen Sie es, ohne Jo-Jo-Effekt abzunehmen und dennoch einen straffen Körper zu behalten!

Was ist eigentlich Protein?

Eiweiß (Protein) ist ein lebensnotwendiger Bestandteil des menschlichen Körpers. Proteine zählen zu den Energie liefernden Nährstoffen, haben aber zusätzlich viele weitere Funktionen. Ohne Proteine funktioniert im Körper praktisch nichts: Bindegewebe, Muskeln und andere Gewebe, Enzyme, Hormone, Blutbestandteile, das Immunsystem, alles enthält Proteine. Jede Zelle besteht, zieht man das Wasser ab, knapp zur Hälfte aus Eiweiß. Die Eiweiße des menschlichen Körpers sind aus einer Kette von verschiedenen Eiweißbausteinen aufgebaut. Man nennt diese Bausteine Aminosäuren. In den Eiweißstrukturen des menschlichen Körpers sind 100 bis 1000 solcher Aminosäuren miteinander verknüpft. Von insgesamt 24 Aminosäuren sind neun essenziell, das bedeutet, sie können nicht im Organismus gebildet werden, sondern müssen regelmäßig mit der Nahrung zugeführt werden.

Im Gegensatz zu den anderen beiden Nährstoffen Fett und Kohlenhydrate gibt es für Eiweiße keinen wirklichen Speicher im Körper. Die größte Eiweißmenge befindet sich in der Muskulatur, die bei zu geringer Zufuhr von Eiweiß abgebaut wird.

Der Körper hat keinen Eiweißspeicher und braucht daher täglich ausreichend Protein.

Da Proteine Bestandteile aller lebenden Zellen sind, kommen sie sowohl in tierischen als auch in pflanzlichen Lebensmitteln vor. Der Wert eines Eiweißes für den menschlichen Körper ist vor allem abhängig von seinem Gehalt an essenziellen Aminosäuren.

Wie hoch ist unser täglicher Eiweißbedarf?

Der Eiweißbedarf des Menschen liegt laut DACH-Empfehlungen (siehe Seite 122) bei 0,8 Gramm pro Kilogramm Körpergewicht. Sportler und Menschen, die sich einer Reduktionsdiät unterziehen, sollten die Eiweißzufuhr etwas höher ansetzen, um einem Muskelverlust vorzubeugen.

Eine ungenügende Eiweißzufuhr kann zu Störungen des Wachstums und der körperlichen und geistigen Entwicklung führen. Auch das Immunsystem wird bei Eiweißmangel geschwächt. Eine überhöhte Eiweißzufuhr vor allem aus tierischem Eiweiß ist jedoch auch nicht empfehlenswert, da das Eiweiß, vor allem der darin enthaltene Stickstoff, über Leber und Niere »entsorgt« werden muss. Eine dauerhaft überhöhte Eiweißzufuhr belastet diese Organe daher stark und kann langfristig zu Erkrankungen führen.

Deshalb wird beim proteinmodifizierten Abnehmen streng auf den persönlichen Eiweißbedarf geachtet und nur die Menge zugeführt, die der Körper auch wirklich benötigt.

Was bedeutet proteinmodifiziertes Abnehmen?

Man erreicht mit dem eiweißmodifizierten Abnehmen eine starke Absenkung des Insulinspiegels. Dem Abbau der körpereigenen Eiweißstrukturen in Muskeln und Organen wird Einhalt geboten. Das funktioniert folgendermaßen:
Beim proteinmodifizierten Abnehmen wird dem Körper die täglich benötigte Energie und Eiweißmenge zugeführt. Gute eiweißreiche Vitalstoffkonzentrate enthalten viel Eiweiß, Vitamine und Mineralien, aber nur wenig Kalorien oder Zucker. Sie lösen **keinen** nennenswerten Insulinanstieg aus. Am besten ist es, wenn die Süße des Nährstoffkonzentrates aus dem Zucker namens Fruktose stammt, da dieser Zucker den Insulinspiegel nicht so stark ansteigen lässt wie Glukose.

Vitalstoffkonzentrate dienen dem Muskelerhalt

Wenn also ein oder zwei Mahlzeiten durch ein solches Vitalstoffkonzentrat ersetzt werden, bleibt der Insulinspiegel sehr niedrig, trotzdem erhält der Körper eine hochwertige Mahlzeit. Die guten Vitalstoffkonzentrate enthalten neben Eiweiß, wenig Kohlenhydraten und wenig Fett eine ausreichende Menge Vitamine, Spurenelemente und Mineralstoffe, damit der Körper und die Muskeln optimal versorgt sind. Wenn man nämlich beim Abnehmen die Muskeln erhält und nicht abbaut, hat man mehr Energie und der Körper sieht straffer aus. Das beste aber: Das Halten des Gewichts wird dann viel leichter!
Die eiweißreichen Vitalstoffkonzentrate ersetzen anfangs zwei von drei Mahlzeiten.

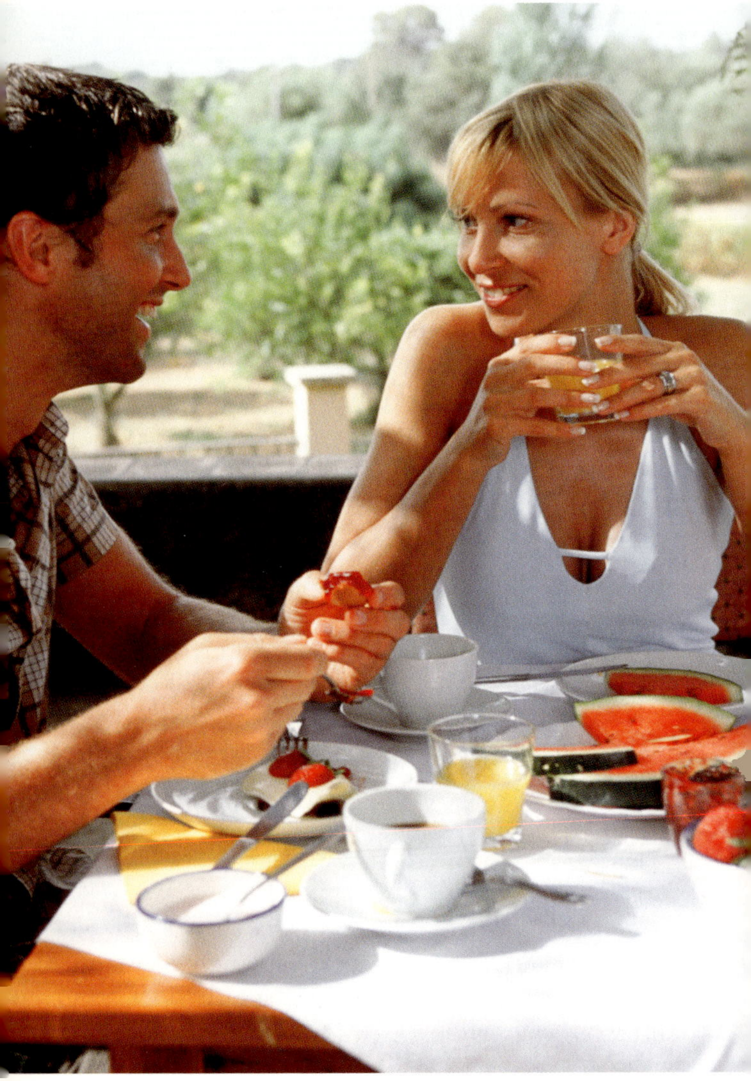

Beim proteinmodifizierten Abnehmen ist der Fettverlust fast doppelt so hoch wie beim totalen Fasten.

Wer hat das proteinmodifizierte Abnehmen entwickelt?

Das proteinmodifizierte Abnehmen wurde erstmalig in der Universitätsklinik Ulm von Professor Dr. med. H. Ditschuneit als »Ulmer Trunk« sowie in der damaligen Deutschen Demokratischen Republik von Professor Dr. med. M. Hanefeld entwickelt und ernährungswissenschaftlich sowie ernährungsmedizinisch in Studien als hochwirksam beschrieben. Inzwischen wird proteinmodifiziertes Abnehmen weltweit erfolgreich bei Adipositas (Fettsucht) und Übergewicht angewandt.

Proteinmodifiziertes Abnehmen gilt als der gesündeste und effektivste Weg zur dauerhaften Gewichtsreduktion.

Traumfigur durch Eiweißdiät?

Beim Fasten, dem so genannten »Heilfasten«, oder anderen gefährlichen Crashdiäten, wird in den ersten Wochen im Gegensatz zum proteinmodifizierten Abnehmen vorwiegend Muskelgewebe abgebaut. Da das Fettgewebe weitgehend unberührt bleibt, verschlechtert sich das Fett-Muskel-Verhältnis. Weniger Muskulatur bedeutet aber, dass auch weniger Energie benötigt wird, um diese zu versorgen. Die Folge: der Grundumsatz sinkt. Man braucht nun weniger Energie, um die grundlegenden Funktionen des Körpers, z. B. Sauerstoffversorgung der Muskeln, des Gehirns, Wärmehaushalt usw., aufrechtzuerhalten. Hierdurch wird der Grundstein für den gefürchteten Jo-Jo-Effekt gelegt:

Nach dem Beenden der Crashdiät liegt der Energiebedarf nämlich nun niedriger als vor der Diät.

Wenn wieder normal gegessen wird, bedeutet dies, dass man einen erheblichen Energieüberschuss zu sich nimmt. Dieser Überschuss wird dann als Energiereserve im Fettdepot gespeichert: Am Ende ist man somit um ein paar Kilo schwerer als noch vor der Diät.

Die Eiweißdiät hilft, die Muskeln zu erhalten

Auch Ihr Aussehen leidet unter dieser Art von Mangeldiät. Die schöne Form einer Figur wird vor allem durch Muskelgewebe gestaltet. Das darüber liegende Fett verformt die eigentliche Figur. Wenn Sie also mehr Muskelmasse als Fett abbauen, wird Ihr Körper immer weicher und wabbeliger. Eine Studie berichtet von einem mittleren Gewichtsverlust von 11 bis 14 Kilogramm innerhalb einer Vier-Wochen-Kur.

Die tägliche Gewichtsabnahme bei eiweißmodifiziertem Abnehmen unterscheidet sich nicht von der bei Nulldiät. Der Fettverlust bei modifiziertem Abnehmen ist der höchste von allen energiereduzierten Diätformen. Im Vergleich zu totalem Fasten ist der Fettverlust bei modifiziertem Abnehmen annähernd doppelt so hoch (siehe Abbildung Seite 45).

Proteinmodifiziertes Abnehmen gilt weltweit bei fast allen Ärzten und Ernährungsmedizinern als die beste Methode, schnell Fett abzubauen, ohne Muskeln zu verlieren. Denn nur der Fettabbau verbessert die Figur.

Anders als bei vielen Mode- oder Crashdiäten ist das proteinmodifizierte Abnehmen auf eine langfristige Umstellung der Ernährungsgewohnheiten ausgelegt. Durch den

Ersatz von zwei Mahlzeiten mit ausgewogenen Vitalstoffkonzentraten, die den Insulinspiegel niedrig halten, erreicht man anfangs eine zwar relativ schnelle, aber doch gesunde Gewichtsabnahme. Der Grundumsatz wird nicht unter kritische Werte gebracht. Das motiviert! Gleichzeitig erreicht man durch die dauerhafte Umstellung auf den Drei-Mahlzeiten-Rhythmus eine langfristige Lösung, um den Insulinspiegel – und damit auch das Gewicht – niedrig zu halten und so das Gewicht zu halten.

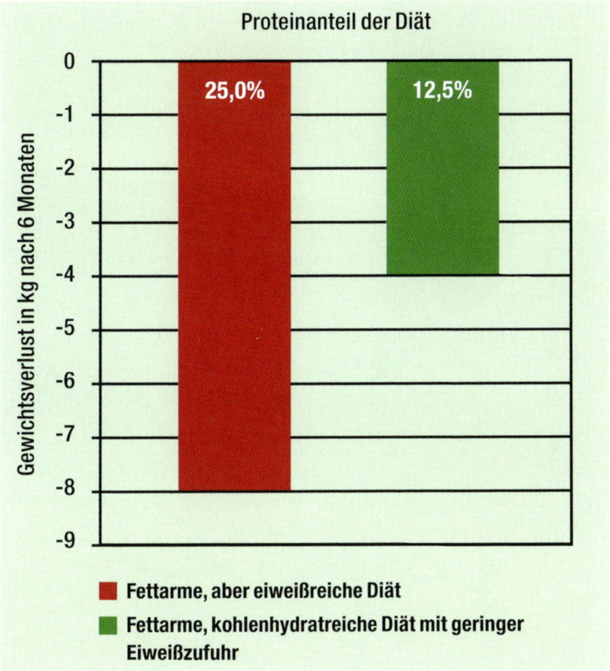

Unter fettarmer, aber eiweißreicher Diät (25 % der Kalorien aus Protein) nahmen Adipöse in 6 Monaten 8 kg ab. Unter fettarmer, kohlenhydratreicher Diät mit geringer Eiweißzufuhr (12,5 % der Kalorien aus Protein) nahmen Adipöse in 6 Monaten nur 14 kg ab.

Wenn Sie trotz proteinmodifiziertem Abnehmen nicht erfolgreich waren

Einige Leser werden schon Erfahrungen mit proteinmodifiziertem Abnehmen gemacht haben, und vielleicht gehören auch Sie zu der Gruppe von Patienten, die keinen zufrieden stellenden Erfolg mit dieser Variante der Reduktionskost hatten.

Fast alle auf dem weltweiten Markt erhältlichen Nährstoffkonzentrate basieren auf Kuhmilcheiweiß. Die meisten Produkte enthalten außerdem Aromen und andere Hilfsstoffe, die den Geschmack verbessern. Das sind Inhaltsstoffe, die unbedenklich sind. So ist beispielsweise Guarkernmehl ein wertvoller Ballaststoff, der die Insulinausschüttung verzögert. Kuhmilcheiweiß gilt als optimale Eiweiß- und Kalziumquelle. Kalzium hilft zudem beim Abnehmen.

Geeignet ist Kuhmilcheiweiß jedoch **nur** für die Personen, die diese Inhaltsstoffe vertragen! Diese haben dann auch Erfolg mit ihrer Diät.

Nach neuesten Untersuchungen reagieren aber auch einige Menschen mit einer Nahrungsmittel-Unverträglichkeit auf Kuhmilcheiweiß. Auch diverse Aromen, Verdickungsmittel, Konservierungsstoffe, Lösungsvermittler und andere Hilfsstoffe können bei einem Teil der Bevölkerung Unverträglichkeitsreaktionen auslösen.

Wie wir bereits wissen, führt die ständige Zufuhr unverträglicher Lebensmittel am Ende zu einer Erhöhung des Insulinspiegels und zu einer Hemmung des Fettabbaus. So erscheint es logisch, dass ein Patient, der Kuhmilch nicht verträgt, mit einem solchen Programm, bei dem er zweimal täglich Kuhmilcheiweiß zu sich nimmt, fast keinen Erfolg hat.

Wer eine Unverträglichkeit gegen Kuhmilcheiweiß oder andere Inhaltsstoffe dieser Vitalstoffkonzentrate hat, benötigt ein individuell immunverträgliches Vitalstoffkonzentrat mit einer anderen Eiweißquelle als Basis.

Die Lösung: die Optimmun®-Diät

Trotzdem bleibt die Methode des proteinmodifizierten Abnehmens für die Behandlung des Übergewichtes die Methode der Wahl. Was also ist die Lösung?

Das Geheimnis liegt in der Verknüpfung dieser erfolgreichen Methode mit Ihrem Immunsystem. Wie das geht, zeigt Ihnen die Optimmun®-Diät. Sie verbindet die anerkannten positiven Effekte des proteinmodifizierten Abnehmens mit den Erkenntnissen um Nahrungsmittel-Unverträglichkeiten. Hierdurch ist es erstmals möglich, eine individuell auf jeden Einzelnen zugeschnittene Diät zu erstellen. Auf den nächsten Seiten erfahren Sie alles über dieses neue Diätkonzept. Machen Sie den ersten Schritt in eine vitale und schlankere Zukunft!

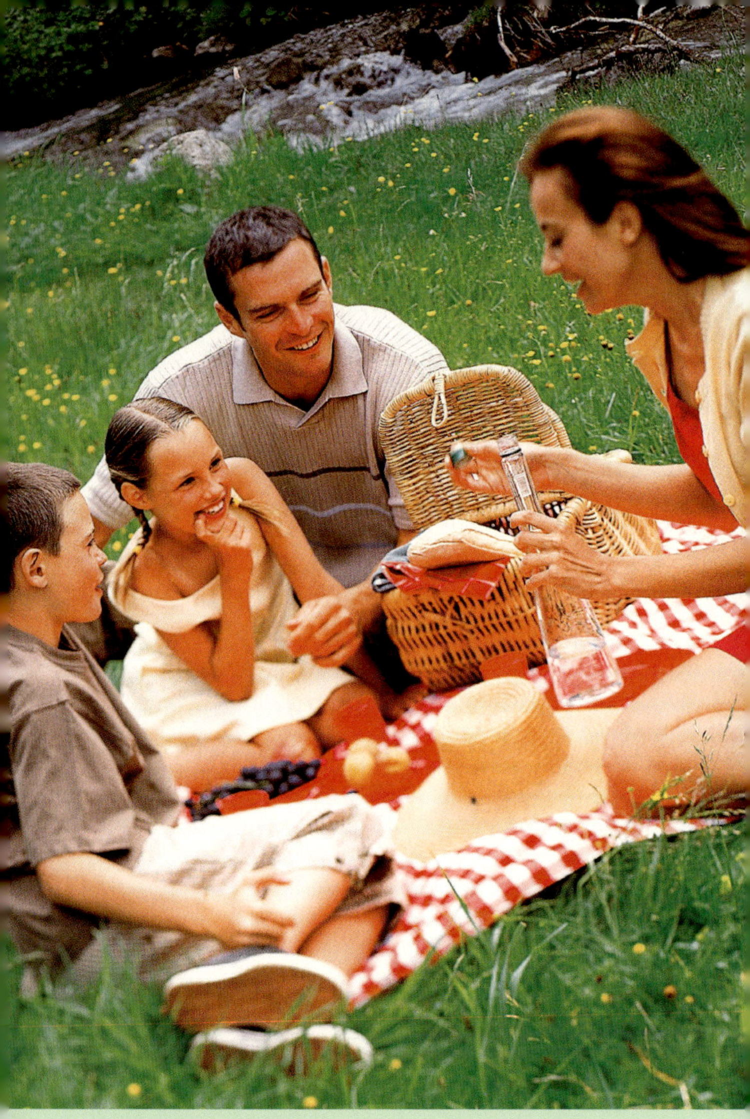

Die Optimmun®-Diät: Zwei erfolgreiche Konzepte kombiniert

Die Optimmun®-Diät vereint zum ersten Mal die modernsten ernährungsmedizinischen Erkenntnisse über Nahrungsmittel-Unverträglichkeiten mit der anerkannten Methode zur Gewichtsreduktion, dem proteinmodifizierten Abnehmen. Ihre persönlichen Unverträglichkeiten auf Nahrungsmittel werden in dem bewährtem Diätkonzept sinnvoll berücksichtigt – eine neue Chance für übergewichtige Menschen, vielleicht auch für Sie!

Die Vorteile der Optimmun®-Diät

Die Optimmun®-Diät bietet Ihnen eine Reihe von positiven Effekten. Das Diätkonzept ist ...

... **zuallererst ein Test.** Dieser Test Ihres Immunsystems bestimmt die Zusammensetzung der Nahrungsmittel, mit denen Sie sich in den nächsten Wochen ernähren werden.

... **individuell** auf Ihr Testergebnis abgestimmt. Sie enthält daher automatisch nur für Sie verträgliche Nahrungsmittel und Vitalstoffkonzentrate.

... **gesundes Abnehmen.** Mit den getesteten immunverträglichen Vitalstoffkonzentraten kommen Sie in den Genuss aller Vorteile des proteinmodifizierten Abnehmens. So verlieren Sie auch wirklich Fettmasse und nicht Ihre wertvolle Muskulatur und bleiben dabei mit allem versorgt, was Ihr Körper braucht.

... **einfach.** Ihr Speiseplan ergibt sich aus dem Optimmun®-Test und wird für jeden Tag genau festgelegt. Den Plan erhalten Sie mit Ihrem Testergebnis.

Wie läuft die Diät ab?

Die Optimmun®-Diät besteht im Wesentlichen aus zwei Schritten:

Erster Schritt: der Optimmun®-Test

Sie beginnen mit einem Test, bei dem Ihnen 5 Milliliter Blut entnommen wird.
Welches Eiweiß und welche Nahrungsmittel gut für Ihren Körper sind, wird nun ausgetestet. Je nachdem, in welchem Ausmaß Ihr Immunsystem reagiert, kann Ihre Lebensmittelauswahl umfangreicher oder weniger umfangreich ausfallen. In seltenen Fällen kann die Anzahl der Reaktionen so groß sein, dass es nicht möglich ist, anhand des Optimmun®-Tests einen ausgewogenen Diätplan zu erstellen. Tritt ein solcher Fall auf, raten wir, einen ausführlichen Test auf Nahrungsmittel-Unverträglichkeiten durchführen zu lassen.
Lesen Sie dazu auch das Kapitel »Warum ›falsches‹ Essen krank machen kann« (siehe Seite 92ff.).

Zweiter Schritt: Die Optimmun®-Diät

Das Ergebnis Ihres Optimmun®-Tests wird zu Ihrem persönlichen Acht-Wochen-Programm verarbeitet, das heißt Ernährungswissenschaftler erarbeiten hier mit Unterstützung von Ernährungsmedizinern Ihre individuelle Optimmun®-Diät. Ab jetzt heißt es: Wer sich genau an den Tagesplan hält, macht die ersten Schritte in ein neues, leichteres Leben und kann zusehen, wie die Pfunde purzeln.

Dabei orientiert sich der Diätplan nach dem Prinzip des proteinmodifizierten Abnehmens: Zur Durchführung gehört zunächst die Umstellung Ihrer Essgewohnheiten auf einen Drei-Mahlzeiten-Rhythmus. Sie ersetzen also zwei von drei Mahlzeiten am Tag durch immunverträgliche Vitalstoffkonzentrate, das heißt – und das ist der Turboeffekt – durch individuell für Sie verträgliche Vitalstoffkonzentrate, die Ihr Immunsystem nicht belasten. Zwischen den einzelnen Mahlzeiten sollte immer jeweils ein Zeitraum von vier bis sechs Stunden liegen, das sorgt für einen optimalen Fettabbau. In dieser Zeit wird empfohlen, möglichst keine Zwischenmahlzeiten, kein Obst und keine zuckerhaltigen Getränke oder auch Süßigkeiten zu verzehren. Denn diese lassen den Insulinspiegel ansteigen, was wiederum die Fettverbrennung behindert.

Die einmal am Tag verzehrte Hauptmahlzeit liefert die nötige Menge an Kohlenhydraten pro Tag. Denn ganz ohne Kohlenhydratzufuhr geht es auch nicht. Eine kohlenhydratfreie Diät wäre eine Mangeldiät!

Die Hauptmahlzeit sollte mittags gegessen werden und nach den Rezepten in Ihrem individuellen Diätplan zubereitet werden. Lesen Sie im Folgenden, was die Vitalstoffkonzentrate für die Optimmun®-Diät ausmachen, was die Vitalstoffmahlzeit und die Optimmun®-Hauptmahlzeit sind und lassen Sie sich von den Beispielrezepten überraschen!

Was ist das Besondere an den immunverträglichen Vitalstoffkonzentraten?

Aufgrund der neuesten wissenschaftlichen Erkenntnisse wurden zum ersten Mal weltweit Vitalstoffkonzentrate entwickelt, die eine Nahrungsmittel-Unverträglichkeit berücksichtigen. 25.000 Testergebnisse von Patienten mit Nahrungsmittel-Unverträglichkeiten wurden ausgewertet, um die häufigsten Auslöser dieser Immunreaktion herauszufinden. Aus dem Ergebnis dieser Untersuchung wurden die am besten verträglichen Nahrungsmittel ausgewählt und als Inhaltsstoffe für solche Vitalstoffkonzentrate verwendet.

Aus diesem Grund besteht die Eiweißgrundlage der Optimmun®-Vitalstoffkonzentrate aus allgemein gut verträglichen, rein pflanzlichen Eiweißquellen, wie z. B. Bohnen der Süßlupine.

Immunverträgliche Vitalstoffkonzentrate werden ohne die Verwendung von Laktose (Milchzucker), Hefe, Gluten, Hühnereiweiß und Nüssen hergestellt. Außerdem enthalten die Produkte keinerlei Farbstoffe, Konservierungsstoffe, Verdickungsmittel, Geschmacksverstärker oder Lösungsvermittler und sind zudem ohne jegliche Aromen hergestellt. Es gibt bisher keine Produkte auf dem Markt, die diesen Anforderungen in ähnlicher Weise gerecht werden.

Was sind eigentlich Aromen?

Wussten Sie, dass selbst natürliche Aromen oft Dutzende verschiedener natürlicher Bestandteile enthalten, die meist nicht aus der Quelle stammen, nach der das Aroma am Ende schmeckt? So findet man beispielsweise in fast allen »natürlichen« Fruchtaromen die Bestandteile von Vanille.

In ein Aroma darf der Hersteller alles, was aus einem natürlichen Ursprung gewonnen werden kann, hineinpacken. Die Hauptsache ist, es schmeckt am Ende nach der gewünschten Geschmacksrichtung. Daher kann man als Verbraucher auch bei den »natürlichen« Aromen unmöglich herausfinden, welche Bestandteile darin verwendet wurden. Menschen mit Nahrungsmittel-Unverträglichkeiten sollten aus diesem Grund jede Art von künstlichen, naturidentischen oder natürlichen Aromen meiden.

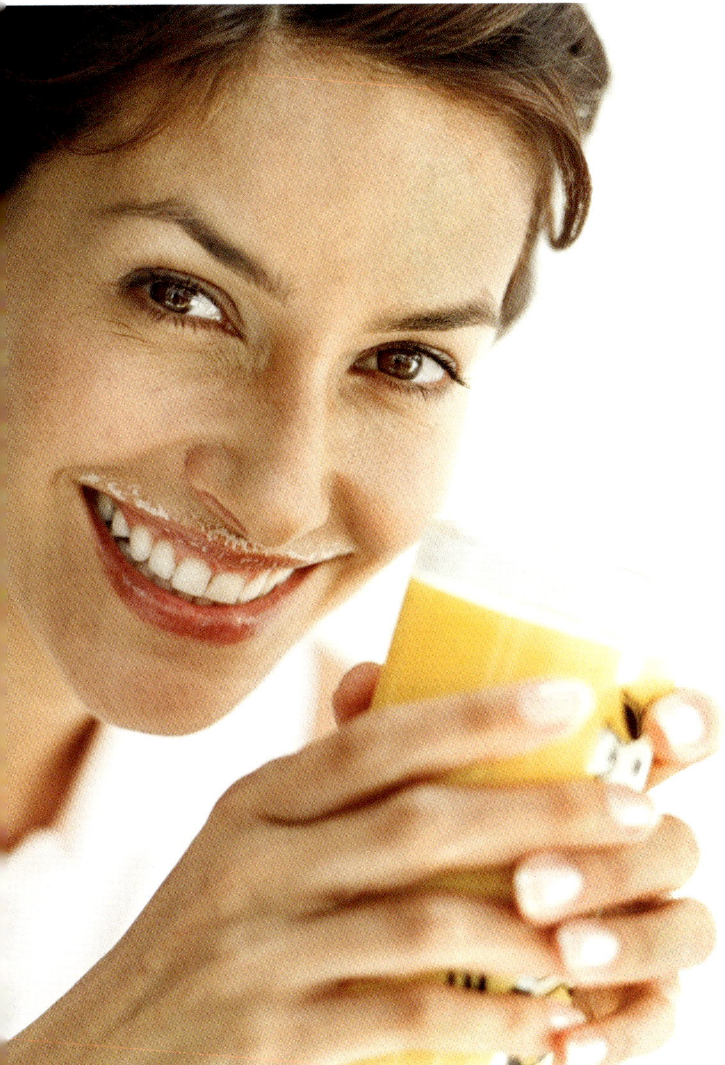

Die immunverträglichen Vitalstoffkonzentrate gibt es in Form von leckeren Shakes oder als Riegel.

Den sehr milden, angenehmen Geschmack erhalten diese Vitalstoffkonzentrate ausschließlich durch reine Frucht- oder Gemüsepulver. Sie beinhalten alle lebenswichtigen Vitamine, Mineralstoffe und Spurenelemente. Und was besonders wichtig ist: Sie können sicher sein, dass in diesen Vitalstoffkonzentraten nur die Lebensmittel enthalten sind, die auf der Verpackung angegeben werden.

Die Vitalstoffkonzentrate beinhalten außer Fruchtzucker und dem Zucker aus den Obstpulvern keinen weiteren Zucker, so dass der Insulinspiegel nach einer Optimmun®-Mahlzeit niedrig bleibt.

Es gibt die immunverträglichen Vitalstoffkonzentrate in Form von leckeren Shakes und Riegeln.

Die Riegel sind ein optimales Vitalstoffkonzentrat für Ihre Handtasche. Damit können Sie unterwegs eine mit Sicherheit immunverträgliche Mahlzeit zu sich nehmen.

Ein immunverträgliches Vitalstoffkonzentrat ist

- eine alternative, reine Eiweißquelle
- natürlich: ohne Aromen, Farb- und Konservierungsstoffe, ohne Hilfsstoffe, Geschmacksverstärker und Verdickungsmittel
- ohne Gluten, Hefe, Ei, Nüsse, Laktose
- einschließlich aller lebenswichtigen Vitamine, Mineralstoffe und Spurenelemente
- es ist unkompliziert in der Handhabung: einfaches »Shaken« mit Früchten und verschiedenen Flüssigkeiten zum Frühstück und Abendessen oder einen Riegel für unterwegs

Die Optimmun®-Vitalstoffmahlzeit

Durch den Optimmun®-Test werden diejenigen Vitalstoffkonzentrate, die Sie vertragen, automatisch in Ihrem individuellen Speiseplan verwendet. Zweimal täglich können Sie mit einem leckeren Shake eine optimal zusammengesetzte Mahlzeit zu sich nehmen, die alles enthält, was Ihr Organismus benötigt. Und Sie brauchen keine Angst zu haben, dass Sie irgendetwas nicht vertragen. Sie können also sicher sein, dass diese Nährstoffkonzentrate Ihren Stoffwechsel nicht blockieren. Viel mehr noch: So wird es möglich, die Stoffwechselblockade zu durchbrechen, die Ihnen bisher das Abnehmen so schwer gemacht hat. Gleichzeitig profitieren Sie von der Methode des Abnehmens, die sich weltweit als die erfolgreichste durchgesetzt hat.

Ganz einfach zubereitet: ein Drink aus immunverträglichen Vitalstoffkonzentraten

Ihr individueller Speiseplan gibt Ihnen an, welche Optimmun®-Vitalstoffkonzentrate Sie täglich verzehren dürfen. Von diesem Vitalstoffkonzentrat nehmen Sie zwei bis vier Messlöffel und rühren diese in 300 Milliliter der angegebenen Flüssigkeit ein. Die Vitalstoffkonzentrate in Reisdrink, Mandeldrink, Sojadrink, Haferdrink, Weizendrink, Schafsmilch, Ziegenmilch oder Kuhmilch und ungesüßte Fruchtsäfte eingerührt schmecken natürlich mild und führen Ihnen lebenswichtige Stoffe wie Vitamine, Mineralstoffe und Spurenelemente zu.

Die Optimmun®-Diät ist besonders effektiv, wenn Sie die Abendmahlzeit durch Vitalstoffkonzentrate ersetzen.

Sollte die Optimmun®-Vitalstoffmahlzeit Sie einmal nicht ausreichend sättigen, können Sie einen für Sie verträglichen Ballaststoff, wie z. B. Maisflakes, oder verträgliches

Obst und Gemüse hineinrühren. Viele weitere zusätzliche Tipps – unter anderem, wie Sie Ihre Drinks noch abwechslungsreicher zubereiten können – erhalten Sie zusammen mit Ihrem individuellen Diätplan.
Die Optimmun®-Vitalstoffmahlzeit ersetzt also zwei Mahlzeiten. Ob Sie das Frühstück oder das Mittagessen gegen eine Optimmun®-Vitalstoffmahlzeit eintauschen, bleibt Ihnen überlassen. Für eine effektive Gewichtsreduktion sollte aber auf jeden Fall die Abendmahlzeit durch eine Optimmun®-Vitalstoffmahlzeit ersetzt werden. So bleibt Ihr Insulinspiegel in der Nacht niedrig. Das ist für Ihren Hormonhaushalt eine wichtige Voraussetzung, um gut Fett abbauen zu können.

Die Optimmun®-Hauptmahlzeit

Die Hauptmahlzeit wird vorzugsweise als Mittagsmahlzeit eingenommen. Am Abend sollten keine stark kohlenhydrathaltigen Mahlzeiten als Hauptmahlzeit verzehrt werden, weil das den Insulinspiegel negativ beeinflusst und so die Fettverbrennung beeinträchtigt.
Die Hauptmahlzeit besteht aus jenen Lebensmitteln, die im Optimmun®-Test für Sie als verträglich befunden wurden. Aus diesen Lebensmitteln werden leckere und abwechslungsreiche Mahlzeiten zusammengestellt. Nach den Empfehlungen für das proteinmodifizierte Abnehmen bestehen sie zu ca. 50 bis 60 Prozent aus ballaststoffreichen Kohlenhydraten, wie z. B. für Sie verträglichen Gemüse, Obst, Reis oder Kartoffeln. Weiterhin sollen ca. 15 bis 20 Prozent verträglicher pflanzlicher oder tierischer Eiweiße in der Hauptmahlzeit enthalten sein. Der Fettgehalt der Hauptmahlzeit darf ca. 30 Prozent der Gesamtkalorien innerhalb der Mahlzeit betragen, wobei

ungesättigte Fettsäuren, wie sie in Pflanzenölen (z. B. Rapsöl) vorkommen, bevorzugt werden sollten.

Auch Fischfette, die wertvolle mehrfach ungesättigte Fettsäuren enthalten, sind in Ihrem Optimmun®-Speiseplan enthalten.

Während der Hauptmahlzeit dürfen Sie sich satt essen – ohne auf die Kalorien zu achten –, so dass Sie ohne Völlegefühl, aber auch ohne Heißhunger, die nächsten vier bis sechs Stunden verbringen. Es gibt Tage, da haben Sie mehr Hunger: dann essen Sie mehr. Und an den Tagen, an denen Sie kaum Ihre Portion aufessen können, dürfen Sie gerne weniger essen. Wichtig ist dabei Ihr persönliches Empfinden. Es sollte Ihnen signalisieren, dass Sie sich rundum satt und zufrieden fühlen.

Getränke

Bei der Optimmun®-Diät sollten Sie mindestens zwei bis drei Liter pro Tag trinken. Mineralienreiches Wasser mit einem Salzgehalt (Natriumgehalt) von mindestens 200 Milligramm Natrium pro Liter sind am besten geeignet. Der etwas höhere Salzgehalt hilft viele Nebenwirkungen einer Diät, die durch einen zu niedrigen Blutdruck entstehen, zu vermeiden.
Zuckerhaltige Getränke wie gesüßte Säfte und Limonaden lassen den Insulinspiegel steil ansteigen und behindern so den Fettabbau in Ihrem Körper. Deshalb enthält Ihr persönlicher Diätplan außer Mineralwasser nur ungesüßte Säfte sowie Gemüsesäfte und Tee, aber keine Limonaden.

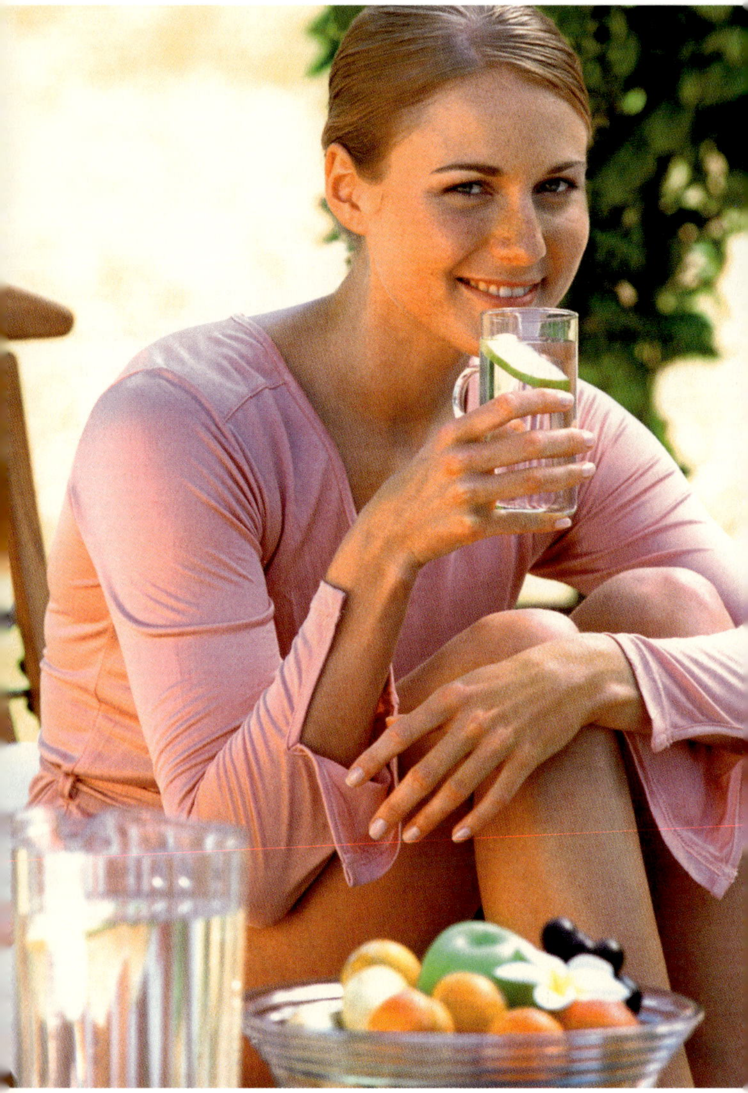

Bei der Optimmun®-Diät ist es besonders wichtig, dass Sie mindestens zwei Liter pro Tag trinken!

Während der Optimmun®-Diät sollten Sie Ihren Durst nur mit den für Sie verträglichen Getränken in dem Optimmun®-Diätplan oder, wie gesagt, am besten mit Mineralwasser stillen.

Wenn Sie Ihr Ziel erreicht haben …

Wenn Sie Ihr persönliches Wunschgewicht erreicht haben, dann haben Sie es geschafft! Um Ihr Gewicht dauerhaft zu halten, behalten Sie bitte den Drei-Mahlzeiten-Rhythmus bei. Hierbei lernen Sie sehr leicht, dass Sie trotz sättigendem Essen nicht wieder zunehmen müssen. Wichtig ist auch, dass Sie die vier bis sechs Stunden Zeitabstand zwischen den Mahlzeiten weiterhin einhalten.
In der Zeit, in der Sie Ihr Gewicht reduziert haben, werden Sie eventuell eine deutliche Verbesserung in Ihrem Allgemeinbefinden feststellen. Falls Sie an Migräne, Neurodermitis oder chronisch entzündlichen Gelenkerkrankungen leiden, werden Sie vielleicht bemerken, dass die Symptome in der Diätphase deutlich weniger geworden sind. Das lässt vermuten, dass Ihre Beschwerden oder Befindlichkeitsstörungen durch Lebensmittel-Unverträglichkeiten mit verursacht wurden.
Stellen Sie sich nach der Phase des Abnehmens bitte die Frage, ob Sie Veränderungen oder Verbesserungen bestimmter Symptome an sich bemerken.

Das sollten Sie nach der Diät beachten

Wenn Sie wieder zu frühstücken beginnen, nehmen Sie erstmals wieder Nahrungsmittel zu sich, die nicht auf ihre Verträglichkeit getestet wurden. Es besteht die Gefahr, dass die alten Symptome (Migräne, Magen-Darm-Beschwerden usw.) durch die erneute Zufuhr unverträglicher Nahrungsmittel wieder verstärkt auftreten. Sie haben zwei Möglichkeiten, dieses Problem zu umgehen:

1. Sie führen langsam jedes einzelne Lebensmittel wieder ein und beobachten dabei genau die Reaktion Ihres Körpers. Wichtig ist, dass immer nur ein Lebensmittelinhaltsstoff (z. B. Haferflocken) in den Ernährungsplan aufgenommen wird und nicht eine Kombination verschiedener Zutaten (z. B. Müsli). Sonst können Sie nicht nachvollziehen, welcher Inhaltsstoff nicht vertragen wurde. Danach warten Sie vier Tage ab, ob eine negative Reaktion des Körpers eintritt. Diese Methode ist sehr langwierig, denn man kann nur alle fünf Tage einen neuen Inhaltsstoff aufnehmen. Um beispielsweise alle Zutaten eines Müslis, das aus vier Getreidesorten, Rosinen, Haselnüssen und Milch bestehen könnte, wieder einzuführen, würden Sie 35 Tage benötigen.

2. Eine einfachere, schnellere, aber auch teurere Methode ist der ImuPro300-Bluttest (siehe Seite 106 f. und 124). Dieser Test untersucht 272 einzelne Lebensmittel. Nach dem Testergebnis wissen Sie genau, welche Lebensmittel Sie sicher vertragen und welche Sie noch für eine gewisse Zeit meiden sollten. Die Lebensmittel-Unverträglichkeiten können in verschiedenen Reaktionsstärken auftreten, so dass das Testergebnis auch darüber informiert, wie lange die unverträglichen Nahrungsmittel gemieden werden müssen. Einige Lebensmittel mit Reaktionsstärken eins bis zwei können schon nach einigen Wochen wieder eingeführt werden, andere Inhaltsstoffe, auf die Sie mit Reaktionsstärke drei oder vier reagiert haben, sollten sechs Monate bis ein Jahr nicht verzehrt werden.

Sobald Sie sich für drei normale Mahlzeiten täglich sicher genug fühlen, können Sie jede Mahlzeit mit einem Vitalstoffkonzentrat durch eine ausgewogene Mahlzeit ersetzen. Dreimal am Tag essen Sie nun eine Hauptmahlzeit und die Vitalstoffkonzentrate setzen Sie nur noch ab und zu einmal ein.
Denn jetzt sollten Sie Ihr Wunschgewicht dauerhaft halten – gemeinsam mit dem Drei-Mahlzeiten-Rhythmus und gelegentlich einer Vitalstoffmahlzeit die Lösung auf Dauer.
Für Frauen sollte die Hauptmahlzeit 70 bis 90 Gramm Kohlenhydrate, 20 bis 25 Gramm Eiweiß und 15 bis 20 Gramm Fett enthalten, für Männer 90 bis 120 Gramm Kohlenhydrate, 25 bis 30 Gramm Eiweiß und 20 bis 25 Gramm Fett enthalten. Bitte beachten Sie dabei, dass die Fettzufuhr überwiegend aus ungesättigten Fettsäuren besteht!

Einige Nährwerte zur Orientierung

In 220 g Roggenmischbrot sind 90 g Kohlenhydrate, 14 g Eiweiß und 5 g Fett enthalten.
125 g Vollkornreis oder Nudeln enthalten 90 g Kohlenhydrate, 10 g Eiweiß und 2,5 g Fett.

Der erste Schritt in ein leichteres Leben

Starten Sie nun die Optimmun®-Diät – ein Anruf genügt. Unter der auf Seite 124 aufgeführten Servicenummer erfahren Sie, wie und wo Sie die Optimmun®-Diät durchführen können – und schon kann es losgehen. Der genaue, für Sie persönlich von Ernährungsexperten und Medizinern erstellte Diätplan wird Ihnen ausgehändigt. Zusammen mit diesem Buch sind Sie nun ideal auf die nächsten Wochen vorbereitet!

Erfolge, die hoffen lassen –
ein Interview mit Prof. Dr. Hünermann

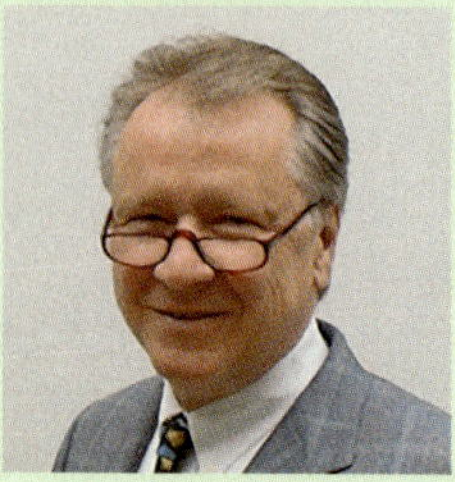

Prof. Dr. Bernd Hünermann, Facharzt für Nuklearmedizin und leitender Arzt des Therapiezentrums für Schilddrüsenerkrankungen in Hürth sowie einer nuklearmedizinischen Praxis in Köln-Weiden, arbeitet seit einiger Zeit mit dem Bluttest, der Nahrungsmittel-Unverträglichkeiten seiner Patienten nachweisen kann. Die Erfahrungen, die die betroffenen Patienten mit dem eigens für sie erstellten Optimmun®-Diätplan machten, sind durchweg positiv.
Lesen Sie im Folgenden Näheres über seine Erfahrungen mit übergewichtigen Patienten.

Herr Professor Hünermann, welche Rolle spielt das Thema »Übergewicht« in Ihrer täglichen Arbeit mit Patienten?

Prof. Dr. Hünermann: In unserer nuklearmedizinischen Gemeinschaftspraxis werden schwerpunktmäßig Schilddrüsenpatienten betreut. Ein relativ hoher Prozentsatz dieser Patienten strebt die Untersuchung der Schilddrüse lediglich deswegen an, um abzuklären, ob eine Schilddrüsenunterfunktion Ursache ihrer Neigung zu Übergewicht ist. Diese Patienten erwarten auch in den Fällen Hilfe für ihre Diät, in denen eine Schilddrüsenerkrankung ausgeschlossen werden kann. Gewichtsprobleme sind somit ein Thema in unserer Gemeinschaftspraxis, mit dem wir uns zwangsläufig sehr intensiv beschäftigen müssen.

Viele übergewichtige Patienten haben eine wahre »Diätkarriere« hinter sich, meist mit zahlreichen Misserfolgen. Was raten Sie diesen Menschen?

Prof. Hünermann: Der Jo-Jo-Effekt nach strengen Diäten ist bekannt und alle Patienten leiden darunter. Ich rate ihnen daher dringend ab, eine spezielle Diät, welche gerade Mode ist, durchzuführen, sondern auf die Bilanzierung von Kalorienzufuhr und Kalorienverbrauch zu achten. Wenn täglich etwas weniger Kalorien zugeführt werden, als der vermutliche Verbrauch beträgt, kommt es langsam und stetig zu einer Gewichtsreduktion, ohne dass sich die Patienten quälen müssen.

Nahrungsmittel-Unverträglichkeiten können – so der neue ernährungsmedizinische Forschungsstand – die Ursache dafür sein, dass Diäten keinen Erfolg haben. Sie arbeiten seit etwa eineinhalb Jahren mit einem Bluttest, der diese Unverträglichkeiten nachweist. Warum haben Sie sich entschieden, diesen Test in Ihre Praxisarbeit einzuführen, und was überzeugt Sie bei diesem Konzept?

Prof. Hünermann: Trotz kalorienbewusster Ernährung und trotz guter Einstellung der Schilddrüsenfunktion klagen einige Patienten weiterhin über Gewichtszunahme. Bei diesen Patienten empfehle ich, seit ich mit dem Test arbeite, die Untersuchung auf Nahrungsmittel-Unverträglichkeiten. Da hier die Ursache darin liegen kann, dass die Patienten trotz kalorienbewusster Ernährung und gemischter Kost an Gewicht zunehmen, halte ich es für konsequent, dieser Ursache nachzugehen und bei entsprechenden positiven Testergebnissen mit Hilfe eines speziell erstellten Diätplanes den Patienten die Gewichtsabnahme zu ermöglichen. Da dieser Diätplan dann nicht auf einer gängigen Diät basiert, sondern auf den individuellen Ergebnissen der Patienten aufgebaut wird, ist er durchaus logisch und dem Patienten als individueller Plan bestens zu vermitteln.

Sie haben den Test bereits bei ca. 200 Patienten eingesetzt. Wie waren Ihre Erfahrungen damit – und die Ihrer Patienten?

Prof. Hünermann: Wir sind eine Schilddrüsenambulanz, das heißt, die Patienten kommen stets zu Kontrolluntersuchungen. So konnte ich zahlreiche Patienten, die eine Diät auf der Grundlage des Testes für Nahrungsmittel-Unverträglichkeiten durchführen oder durchgeführt haben, kontinuierlich nach ihren Erfahrungen befragen. Alle Patienten berichteten zunächst darüber, dass es ihnen nach Beginn der Diät deutlich besser gegangen sei. Sie fühlten sich fitter und tatkräftiger. In einer zweiten Phase kam es dann bei den übergewichtigen Patienten zu einer langsamen, aber stetigen Gewichtsreduktion.

Eine Ernährungsumstellung auf der Basis eines Unverträglichkeitsbefundes kann eindrucksvolle Erfolge beim Abnehmen haben. Kennen Sie aus der Arbeit in Ihrer Praxis Patienten, bei denen es solche Erfolge gab?

Prof. Hünermann: Unter den getesteten Patienten waren mehrere stark übergewichtige Patienten, die auf die Diät, welche sich aus dem Test der Nahrungsmittel-Unverträglichkeit ergeben hatte, mit erheblicher Gewichtsabnahme reagierten. Dabei mag jedoch auch das erforderliche diszipliniertere Essverhalten eine Rolle gespielt haben. In der Regel hatten wir es aber mit Patienten zu tun, die sich bei nur relativ geringem Übergewicht durch die veränderte Körperfigur unwohl fühlten und die daher sehr konsequent eine dauerhafte Gewichtsabnahme anstrebten. Diese Patienten hatten bereits mehrfache Diätkarrieren hinter sich. Bei konsequenter Durchführung der

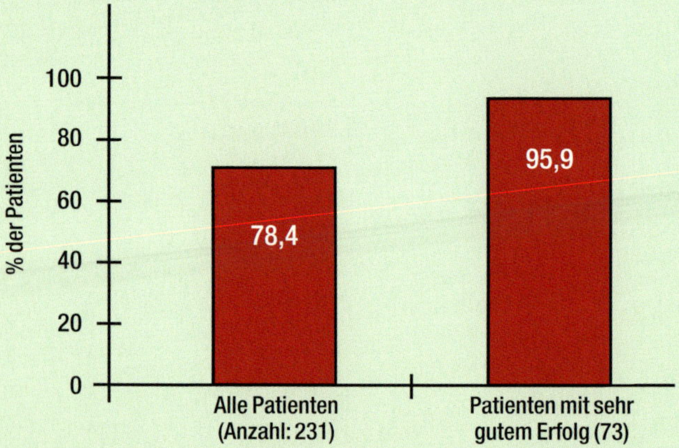

Die Grafik zeigt die Verbesserung des Allgemeinbefindens von Patienten nach acht Wochen Ernährungsumstellung mit ihrem individuellen Immunprofil.

Diät konnte bei all diesen Patienten eine befriedigende Gewichtsreduktion erreicht werden.

Kommen Ihrer Erfahrung nach Patienten mit der erforderlichen konsequenten Ernährungsumstellung gut zurecht oder fällt es manchen schwer, die Vorgaben durchzuhalten?

Prof. Hünermann: Es kommt selbstverständlich auf den »Leidensdruck« und die Willensstärke der Patienten an. Bei den so genannten Therapieversagern ergibt sich bei genauester Nachfrage, dass diese Patienten die erforderliche Diät tatsächlich gar nicht begonnen, nur kurz oder aber inkonsequent durchgehalten haben. Erfreulich ist, dass praktisch alle Patienten, welche den Diätplan mehrere Wochen konsequent umgesetzt haben, diesen auch mit Erfolg zu Ende führen und über gute Ergebnisse sowohl in ihrem Allgemeinbefinden als auch bezüglich ihres Körpergewichtes berichten können. Die ersten Erfolge, die sich nach einigen Wochen einstellen, beflügeln die Patienten natürlich, diese Diät beizubehalten.

Rezeptvorschläge für den Optimmun®-Diätplan

Das folgende Beispiel eines Optimmun®-Diätplanes soll Ihnen einen Eindruck verschaffen, wie einzelne Tage innerhalb der nächsten Wochen aussehen könnten.

Bitte beachten Sie:

Der nachfolgend aufgeführte Speiseplan und die darauf folgenden Rezepte sind lediglich als Beispiele aufzufassen. Denn: Die Optimmun®-Diät ist ja gerade nicht für jeden gleich, sondern hängt von den jeweiligen Nahrungsmittel-Unverträglichkeiten ab. Deshalb können Sie erst mit Ihrer Diät beginnen, wenn Sie Ihren individuellen Testplan erhalten haben.

Tag 1	Tag 2
Frühstück Vitalstoffkonzentrat Soja-Schoko mit Reisdrink Vitaquell und Maisflakes	**Frühstück** Vitalstoffkonzentrat Soja-Banane mit Sojadrink Alpro Soja mit oder ohne $^1/_2$ Banane
Mittagessen Pellkartoffeln und Sommersalat mit Knoblauchcroûtons	**Mittagessen** Pasta mit Zucchini und Garnelen
Abendessen Vitalstoffkonzentrat Tomate als Abendsüppchen	**Abendessen** Vitalstoffkonzentrat Soja-Dattel
Notizen *Erster Tag gut verlaufen*	**Notizen** *Heute Hunger gehabt, nach Riegel Hunger weg*

Anfängliche Schwierigkeiten in der Ernährungsumstellung auf den Drei-Mahlzeiten-Rhythmus können Sie mit den Optimmun®-Riegeln ausgleichen.

Tag 3	Tag 4
Frühstück Vitalstoffkonzentrat Lupine-Erdbeer mit ungesüßtem Fruchtsaft	**Frühstück** Vitalstoffkonzentrat Weizen-Pfirsich mit Mandeldrink
Mittagessen Letscho mit gegrilltem Steak und Maiskolben	**Mittagessen** Hähnchen mit gebratenem chinesischen Reis
Abendessen Vitalstoffkonzentrat Lupine-Erdbeer mit ungesüßtem Fruchtsaft	**Abendessen** Vitalstoffkonzentrat Tomate als Abendsüppchen
Notizen *Hunger so gut wie weg; nur halben Riegel zwischendurch gegessen*	**Notizen** *Drei-Mahlzeiten-Rhythmus klappt wunderbar*

Ihr Optimmun®-Diätplan sagt Ihnen genau, was Sie im Laufe des Tages essen sollen. Aus einem solchen Plan haben wir für Sie folgende Rezepte als Beispiel für die Optimmun®-Diät zusammengestellt. Die Portionsangaben variieren je nach Rezept und sind dort vermerkt. Lassen Sie sich von der Vielseitigkeit überraschen!

Kleiner Tipp

Legen Sie sich zu Beginn der Optimmun®-Diät einen Vorrat an selbst hergestellter Gemüse- und Fleischbrühe an. Bitte verwenden Sie die hierfür in Ihrem Diätplan vorgesehenen Zutaten. Die Brühe lässt sich prima in Eiskugelbeutel für die Gefriertruhe füllen und kann auf diese Weise portionsweise wieder aufgetaut werden.

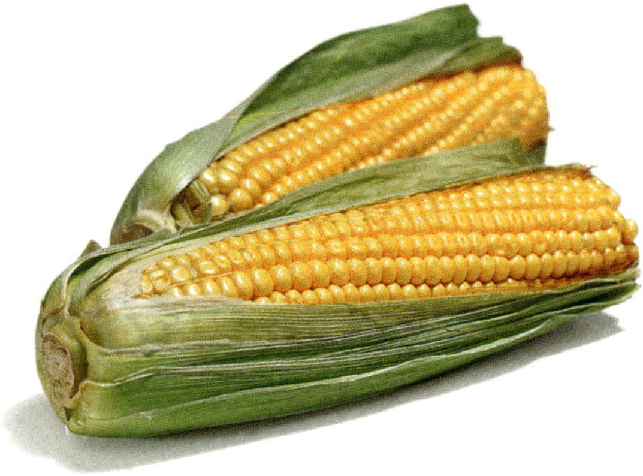

Letscho mit gegrilltem Steak und Maiskolben

Zutaten für 2 Portionen

2 Maiskolben
1 kleine Zucchini
½ Gemüsezwiebel
je ½ rote, gelbe und grüne Paprika
Petersilie, Rosmarin
1 Fleischtomate oder 2–3 mittelgroße Tomaten
1 TL Olivenöl
2 kleine Rindersteaks à 180 g
Salz, Pfeffer
Paprikagewürz

Zubereitung

- Die Maiskolben fest mit Alufolie einwickeln und bei 180 °C im Ofen eine halbe Stunde backen.
- Zwischenzeitlich für das Letscho die Zucchini waschen, in Scheiben schneiden.
- Zwiebel schälen und in Scheiben schneiden.
- Paprika waschen, aufschneiden, Kerne, Stielansatz entfernen, in Streifen schneiden.
- Tomaten überbrühen, Haut entfernen, in Stücke schneiden.
- Die Petersilie und die Rosmarinnadeln klein schneiden.
- Zwiebeln in wenig Öl andünsten, Zucchini und Paprika zugeben, ca. 8 Minuten bei geschlossenem Topf unter gelegentlichem Umrühren garen, evtl. etwas Wasser zufügen.
- In der Zwischenzeit die Steaks waschen, trockentupfen und in einer beschichteten Pfanne mit etwas Öl braten.
- Zum Letscho die Tomaten zugeben, noch etwa 5 Minuten mitkochen. Zuletzt die Gewürze und Kräuter unterziehen.
- Die Maiskolben aus der Folie wickeln, salzen und mit etwas Öl beträufeln. Dazu das gegrillte Rindersteak servieren.

Gefüllte Gurke mit Linsen-Kartoffel-Tofu-Salat

Zutaten für 2 Portionen

400 g Gurken
200 g Naturreis
Salz
1 große gehackte Zwiebel
Petersilie
1 gewürfelte Paprika
1 EL Olivenöl
Pfeffer

Zubereitung

- Die Gurken halbieren, aushöhlen und kurz in ein wenig Wasser dünsten.
- Den Naturreis waschen, in Salzwasser kochen, etwas abkühlen lassen.
- Die Zwiebelwürfel, die gehackte Petersilie, die in Würfel geschnittene Paprika, Öl und Pfeffer zu dem Reis geben und alles mischen.
- Mit dieser Mischung die Gurkenhälften füllen.
- Das Gemüse in eine gefettete Auflaufform setzen. Mit etwas Wasser angießen und im vorgeheizten Backofen ca. 30 bis 40 Minuten bei 200 °C überbacken.

Für den Linsen-Kartoffel-Tofu-Salat

125 g braune Linsen oder Puy-Linsen (Trockenware)
300 g Kartoffeln
100 g geräucherter Tofu
3 Frühlingszwiebeln
2 EL Essig
3 EL Sonnenblumenöl
1 frisch gepresste Knoblauchzehe
Salz, Pfeffer

Zubereitung

- Die Linsen 1 Stunde in Wasser einweichen. In frischem Wasser 30 Minuten weich kochen. Wasser abseihen.
- Die Kartoffeln waschen und mit Schale in wenig Wasser im geschlossenen Topf kochen. Gekochte Kartoffeln schälen und in Scheiben schneiden.
- Tofu in kleine Würfel schneiden.
- Frühlingszwiebeln waschen, putzen und in feine Ringe schneiden.
- Für das Dressing Essig, Öl, Knoblauchzehe und Gewürze vermengen und über die Salatzutaten geben (die Kartoffeln können noch warm sein). Vorsichtig durchmischen und abschmecken.

Pasta mit Zucchini und Garnelen

Zutaten für 1 Portion

1 Zucchini
1 große gehackte Zwiebel
4 gehackte Knoblauchzehen
2 EL Olivenöl
100 g Garnelen
Pfeffer
125 g glutenfreie Nudeln
Salz

Zubereitung

- Die Zucchini in Scheiben schneiden.
- Die Zwiebelwürfel mit dem gehackten Knoblauch im Olivenöl anbraten.
- Die Zucchini und Garnelen dazugeben und 5 Minuten schmoren lassen, mit Pfeffer abschmecken.
- Die Nudeln aufsetzen und in Salzwasser al dente kochen.
- Zusammen servieren.

Pellkartoffeln und Sommersalat mit Knoblauchcroûtons

Zutaten für 1 Portion

2 EL Olivenöl
3 EL Zitronensaft
je 1 kleine grüne und rote Paprika
1 kleine Zucchini
½ Gurke
1 Frühlingszwiebel
1 EL gehackte Petersilie
Jodsalz
Pfeffer schwarz
1 kleiner Kopfsalat
10 schwarze Oliven
450 g Kartoffeln
etwas Sonnenblumenöl

Knoblauchcroûtons

2 Knoblauchzehen
1 TL Olivenöl
1 Prise Rosmarin
Jodsalz, Pfeffer
2 Scheiben Maisbrot

Zubereitung

- Das Olivenöl mit dem Zitronensaft verrühren.
- Paprikaschoten, Zucchini, Gurke und Frühlingszwiebel in sehr kleine Würfel schneiden, die Petersilie dazugeben, mit Jodsalz und Pfeffer würzen.
- Kopfsalat waschen, in mundgerechte Stücke teilen und mit den Oliven auf einer Platte anrichten.
- Kartoffeln kochen, pellen und mit etwas Sonnenblumenöl beträufeln.
- Für die Croûtons Knoblauch durch eine Presse drücken und mit Olivenöl, Rosmarin, Salz und Pfeffer vermischen. Die Ölmischung auf das Brot streichen.
- Brot in kleine Würfel schneiden und in einer Pfanne knusprig braun rösten.
- Die Gemüsesauce auf dem Kopfsalat verteilen, die heißen Croûtons über den Salat streuen, sofort servieren.

Kartoffeln mit Gemüsesalsa

Zutaten für 2 Portionen

500 g Kartoffeln
2 ½ EL Olivenöl
1 mittelgroße gehackte Zwiebel
Salz
Pfeffer
1 Zucchini
1 rote Paprikaschote

Zubereitung

- Die rohen Kartoffeln in dünne Scheiben schneiden und in dem Öl anbraten, bei kleiner Temperatur weiterbraten, bis sie fast gar sind.
- Die Hälfte der klein geschnittenen Zwiebel zugeben und weitere 5 Minuten braten. Salz und Pfeffer darüber streuen.
- Inzwischen für die Salsa Zucchini und Paprika klein schneiden und mit dem Rest der Zwiebelwürfel im Olivenöl anbraten. Köcheln lassen, bis das Gemüse sehr weich ist.
- Die Salsa mit Salz und Pfeffer würzen, zu den Kartoffeln reichen.

Gemüse-Lachs-Ragout aus dem Wok

Zutaten für 2 Portionen

2 Tassen Reis (ca. 400 g), Salz
300 g Zucchini
2 Paprikaschoten
1 mittelgroße Zwiebel
2 EL Sonnenblumenöl
1 TL Kartoffelstärke, Sojasauce
Saft von 1 Zitrone
1 Knoblauchzehe
4 mittelgroße in Stücke zerteilte Lachsfilets

Zubereitung

- Den Reis in kochendem Salzwasser garen.
- Die Zucchini grob würfeln, die Paprikaschoten in feine Streifen schneiden, die Kartoffeln schälen und in Scheiben schneiden.
- Die Zwiebel schräg in dünne Ringe schneiden, die Knoblauchzehe schälen, fein hacken.
- Etwas Sojasauce, 1 Esslöffel Öl, Stärke und den Zitronensaft verrühren.
- Die Paprika im Wok in etwas heißem Öl 1 Minute anbraten, herausnehmen.
- Zucchini unter Zugabe von etwas Öl 3 bis 5 Minuten unter Rühren anbraten, salzen und ebenfalls herausnehmen.
- Das restliche Öl erhitzen, den in mundgerechte Stücke geschnittenen Lachs hinzufügen, scharf anbraten, salzen und pfeffern. Zum Schluss Knoblauch und Zwiebeln dazu glasig braten.
- Paprika, Reis und Zucchini unterrühren, Gewürzsauce angießen, alles aufkochen, bis die Sauce sämig wird.

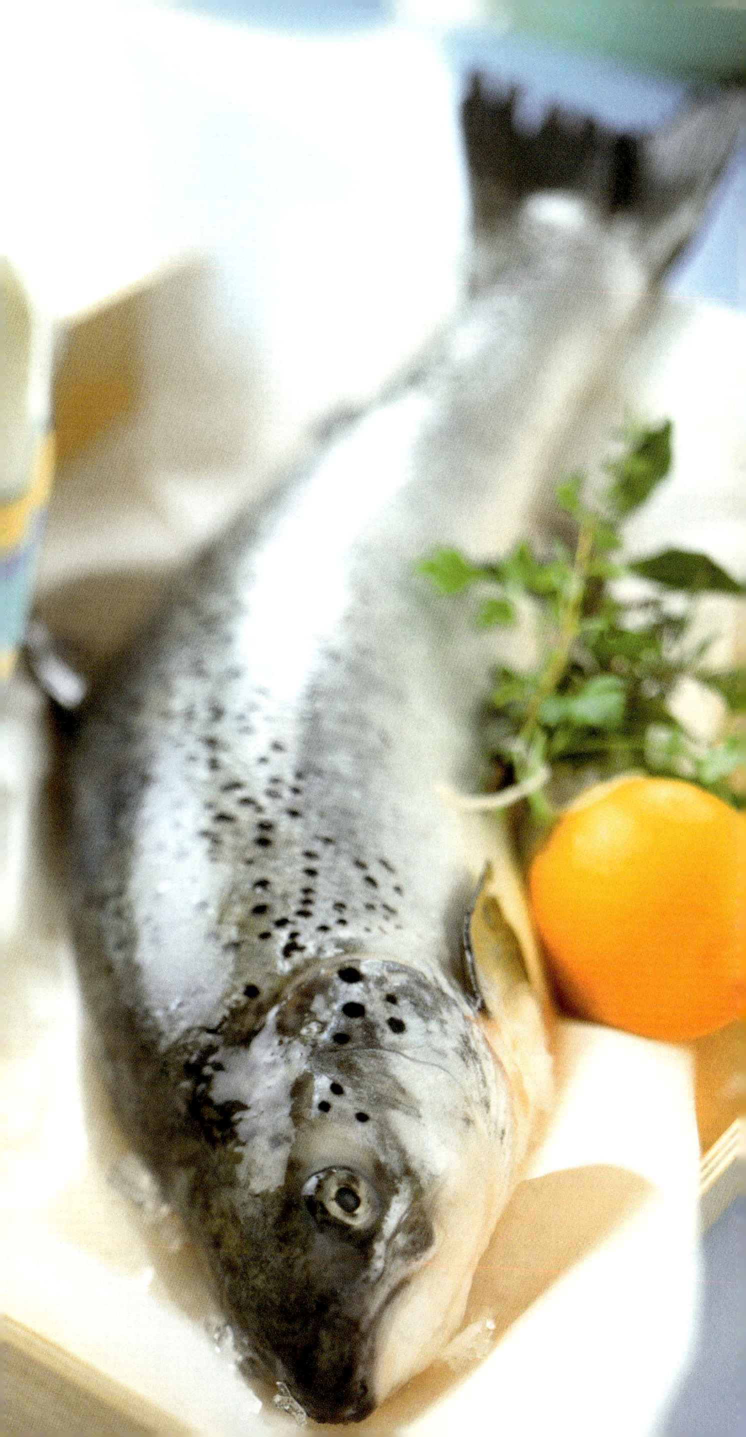

Zucchini-Kartoffel-Gratin mit gebratenem Rotbarsch

Zutaten für 2 Portionen

400 g Kartoffeln
200 g Zucchini
1 Knoblauchzehe
1 EL Sonnenblumenöl
100 ml Sojamilch
50 g Schafskäse
2 Rotbarschfilets
Pfeffer
Salz

Zubereitung

- Die Kartoffeln schälen und in dünne Scheiben schneiden. Die Zucchini in etwas dickere Scheiben schneiden.
- Die Knoblauchzehe schälen und durchpressen oder fein hacken.
- Eine Auflaufform mit Öl einfetten, die Kartoffel- und Zucchinischeiben fächerförmig darin verteilen. Alles mit der Sojamilch übergießen.
- Den Käse darüber streuen und im vorgeheizten Backofen bei 200 °C 1 Stunde backen, eventuell die letzte Viertelstunde mit Alufolie abdecken.
- Dazu das gesäuberte, gewürzte und gebratene Fischfilet servieren.

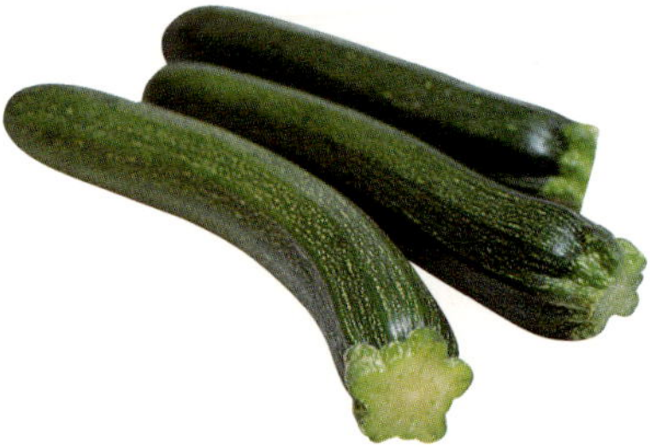

Pochierter Kabeljau mit blanchiertem Zucchini und Reis

Zutaten für 2 Portionen

Saft von 1 Zitrone

Salz

500 g Kabeljaufilet

500 g Zucchini

1 TL Olivenöl

1 Prise Zucker

Pfeffer schwarz

1 Tasse Reis (ca. 200 g)

½ Bund glatte gehackte Petersilie

Zubereitung

- 1 Liter Wasser zum Kochen bringen, den Saft der Zitrone und ½ Teelöffel Salz dazugeben. Den Topf vom Herd nehmen und den Fisch mit der Schaumkelle in das heiße Wasser legen. 10 bis 15 Minuten garziehen lassen. Den Fisch vorsichtig aus dem Wasser nehmen.
- In der Zwischenzeit die gewaschene und in kleine Stücke geschnittene Zucchini etwa 5 Minuten in Salzwasser blanchieren. Mit 1 Teelöffel Olivenöl, Salz, Zucker und schwarzem Pfeffer würzen.
- Den Reis in Salzwasser garen, abgießen, etwas Olivenöl darüber geben.
- Mit dem Fisch und dem Zucchinigemüse servieren. Mit gehackter Petersilie bestreuen.

Tipp Statt Kabeljau können Sie auch Rotbarsch oder Seelachs verwenden.

Seelachs mit Kartoffelsalat

Zutaten für 2 Portionen

400 g Kartoffeln
200 g Mais
2 EL Sonnenblumenöl
Saft von 1 Zitrone
gehackte Petersilie
Salz, Pfeffer
400 g Seelachs
1 EL Weizenmehl

Zubereitung

- Die Kartoffeln in Wasser kochen, den Mais abtropfen lassen und die Flüssigkeit auffangen.
- Aus dem Öl, Zitronensaft, der Abtropfflüssigkeit, Petersilie, Salz und Pfeffer ein Dressing herstellen.
- Die Kartoffeln pellen und würfeln. Die noch warmen Kartoffeln mit dem Dressing mischen, Mais unterheben, warm stellen.
- In der Zwischenzeit das Seelachsfilet waschen, salzen, in Weizenmehl wenden und anbraten.
- Zusammen mit dem noch warmen Kartoffelsalat servieren.

Kartoffelsalat mit Apfel und Garnelen

Zutaten für 2 Portionen

300 g fest kochende Kartoffeln, Salz
300 g grüne Bohnen
150 g Rucolasalat
2 Frühlingszwiebeln
1 Apfel
2 EL Zitronensaft
Pfeffer
2 EL Olivenöl
250 g blanchierte Garnelen oder Scampis

Zubereitung

- Die Kartoffeln schälen, würfeln und in Salzwasser etwa 8 Minuten garen. Abgießen, mit kaltem Wasser abschrecken und abtropfen lassen.
- Die Bohnen putzen, waschen und nach Belieben in kleine Stücke schneiden. In reichlich kochendem Salzwasser etwa 7 Minuten blanchieren, eiskalt abschrecken und abtropfen lassen.
- Den Rucolasalat waschen. Die Zwiebeln in Ringe schneiden. Den Apfel in kleine Stücke schneiden.
- Zitronensaft, Salz, Pfeffer und Olivenöl gut verrühren und anschließend mit den Kartoffeln, den Bohnen, dem Salat, den Äpfeln und den Zwiebeln vermischen.
- Den Salat ca. eine halbe Stunde ziehen lassen.
- In der Zwischenzeit die Garnelen waschen und den Darm entfernen. Mit etwas Zitronensaft beträufeln. Dann mit Olivenöl in der Pfanne braten und nach Belieben mit Knoblauch, Salz und Pfeffer würzen.
- Die Garnelen mit dem Salat servieren.

Zucchini-Tomaten-Apfelgemüse mit gegrilltem Fisch

Zutaten für 2 Portionen

500 g Zucchini
200 g Äpfel (z.B. Boskop)
200 g Tomaten
2 EL Sonnenblumenöl
Salz
Pfeffer
etwas gehackte Petersilie
2 Fischfilets, z.B. Rotbarsch

Zubereitung

- Die Zucchini und Äpfel waschen. Die Zucchini in Scheiben schneiden, die Äpfel schälen und in kleine Würfel schneiden.
- Die Tomaten mit kochendem Wasser überbrühen, enthäuten und in kleine Würfel schneiden.
- Die Zucchini und die Äpfel in dem Öl leicht anbraten, dabei nicht zu weich werden lassen, und mit Salz und Pfeffer würzen.
- Zum Schluss etwas fein geschnittene Petersilie unterrühren.
- Das Fischfilet grillen und zusammen mit dem Gemüse servieren.

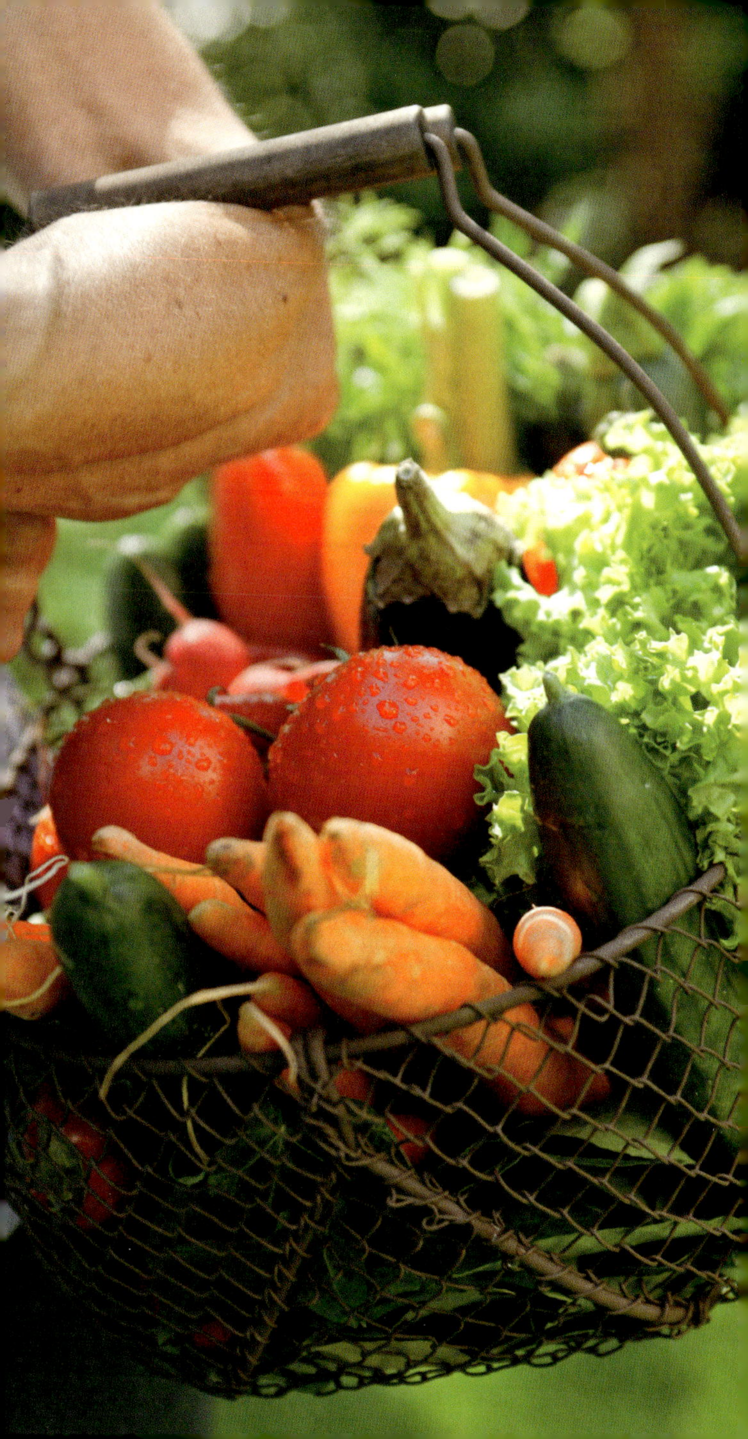

Hähnchen mit gebratenem chinesischen Reis

Zutaten für 2 Portionen

500 g Hähnchenbrust
1 Knoblauchzehe
50 ml Sojasauce
125 g Reis
Salz
100 g grüne Bohnen
1 rote Paprikaschote
3 Frühlingszwiebeln
1 EL Olivenöl

Zubereitung

- Das Hähnchenfleisch in kleine Würfel schneiden.
- Die Knoblauchzehe schälen und fein hacken, mit 4 Esslöffel Sojasauce verrühren und über das Hähnchenfleisch geben. Etwa eine halbe Stunde marinieren.
- Den Reis nach Vorschrift in Salzwasser quellen lassen.
- Die Bohnen putzen und ca. 10 Minuten andünsten.
- Bohnen und Paprika in kleine Streifen schneiden.
- Die Frühlingszwiebeln in schräge Streifen schneiden.
- Das Öl in der Pfanne erhitzen und das Hähnchenfleisch gut anbraten, die Bohnen und die Paprika dazugeben, kurz weiterbraten. Das Gemüse muss noch Biss haben.
- Jetzt den Reis dazugeben und noch ein paar Minuten weiterbraten. Die Sojasauce unterrühren.

Gemüse-Mais-Salat

Zutaten für 2 Portionen

250 g gegarte grüne Bohnen
1 kleine Dose Zuckermais (140 g)
3 Tomaten
50 g Ziegenkäse am Stück
3 EL Zitronensaft
3 EL Olivenöl
1 gehackte Zwiebel
Salz
Pfeffer
1 Bund Petersilie
3 Scheiben Weizentoast

Zubereitung

- Die Bohnen waschen, halbieren und mit dem Mais in eine Schüssel geben.
- Die Tomaten waschen und achteln.
- Käse in Streifen schneiden.
- Alles zusammenmischen und mit 2 Esslöffel Zitronensaft beträufeln.
- Das Olivenöl mit der geschnittenen Zwiebel und dem restlichen Zitronensaft verrühren, mit Salz und Pfeffer abschmecken.
- Den Salat mit dem Dressing anmachen, mit der Petersilie anrichten und mit dem Toast servieren.

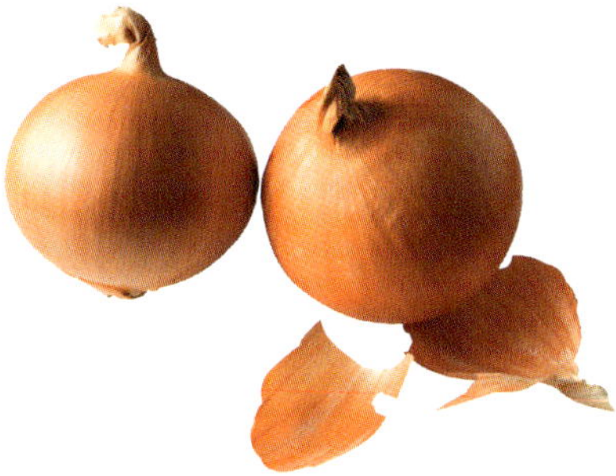

Bohnen in Knoblauch mit Rosmarin-Hähnchen

Zutaten für 2 Portionen

1 küchenfertiges Hähnchen
100 ml Olivenöl
Salz
Pfeffer
1 Bund Rosmarin
150 g grüne Bohnen
20 g Knoblauch
1 mittelgroße Zwiebel
Petersilie
2 Zitronen

Zubereitung

- Das Hähnchen waschen, trockentupfen und mit etwas Olivenöl einpinseln. Salzen und pfeffern.
- Den Rosmarin waschen, die Nadeln von den Stängeln zupfen und fein hacken. Anschließend das Hähnchen gleichmäßig damit bestreuen und im Ofen ca. 45 Minuten knusprig backen.
- Die Bohnen putzen, bei mittlerer Hitze ca. 15 bis 20 Minuten im Wasser garen.
- Inzwischen die Knoblauchzehen schälen und in Streifen schneiden. Die Zwiebel schälen und ebenfalls in schmale Streifen schneiden.
- Das Öl erhitzen. Den Knoblauch und die Zwiebeln darin unter Rühren goldbraun braten.
- Die Knoblauch-Zwiebel-Mischung zusammen mit dem Öl zu den Bohnen geben.
- Petersilie hacken und ebenfalls zu den Bohnen geben.
- Alles verrühren und kurz aufkochen lassen, mit Salz und Pfeffer abschmecken und mit Zitronenspalten garniert servieren.

Tipp Schmeckt wunderbar mit Reis oder Salzkartoffeln!

Bohnen-Mais-Gemüse mit Ziegenkäse und Rindersteak

Zutaten für 2 Portionen

1 Zwiebel
1 ½ EL Olivenöl
400 g Mais
330 g grüne Bohnen
2 Rindersteaks à 180 g
Salz
Pfeffer
80 g frischer Ziegenkäse
etwas gehackte Petersilie

Zubereitung

- Die Zwiebel schälen und klein würfeln und in etwas Öl glasig dünsten, den Mais und die Bohnen dazugeben.
- Alles aufkochen und dann zugedeckt bei schwacher Hitze etwa 10 Minuten köcheln lassen.
- Die Steaks waschen und trockentupfen. In einer beschichteten Pfanne mit etwas Öl braten.
- Das Gemüse mit Salz und Pfeffer abschmecken. Zum Servieren den Ziegenfrischkäse und die gehackte Petersilie darunter rühren.

Gemüselasagne

Zutaten für 2 Portionen

100 g Lasagneblätter (Hartweizen)
Gemüsebrühe
1 Knoblauchzehe
2 TL Olivenöl
400 g passierte Tomaten
1 Zwiebel
2 Zucchini
1 TL Weizenvollkornmehl
Kräuter (z.B. Salbei, Oregano, Petersilie)
Pfeffer
Salz
30 g geriebener Ziegen- oder Schafskäse (30 % Fett)

Zubereitung

- Zunächst die Nudelblätter in ausreichend Gemüsebrühe bissfest garen.
- In der Zwischenzeit den Knoblauch würfeln und in einer Pfanne mit 1 Teelöffel Olivenöl andünsten, die Tomaten dazugeben und erwärmen.
- Zwiebelwürfel schneiden, die Zucchini raspeln.
- Danach in einer zweiten Pfanne die Zwiebelwürfel in Öl glasig dünsten. Die geraspelten Zucchini dazugeben und das Gemüse anschließend mit dem Vollkornmehl binden.
- Zum Schluss mit den gehackten Kräutern, dem Pfeffer und Salz abschmecken.
- Abwechselnd die Nudelplatten, das gedünstete Gemüse und die Tomatensauce in eine gefettete Auflaufform schichten und zum Schluss noch mit dem Käse bestreuen. 15 Minuten bei 180 °C backen – und genießen!

Express-Linsen mit Paprika

Zutaten für 6 Portionen

5 g Kartoffelstärke (1/2 EL)
400 g gekochte Linsen
Zitronensaft
100 g gehackte Zwiebeln
2 gewürfelte rote Paprikaschoten
Salz
50 g durchwachsener Speck in Würfeln
2 EL Öl
Rosmarin
Knoblauch
Pfeffer

Zubereitung

- Die Kartoffelstärke in etwas Wasser einrühren, zu den Linsen geben und leicht erwärmen. Etwas Zitronensaft zugeben.
- Die gewürfelten Zwiebeln und die Paprika mit den Speckwürfeln in Öl anbraten, etwas Rosmarin dazugeben und kurz angaren.
- Alles zu den Linsen geben, ca. 10 Minuten bei kleiner Temperatur köcheln lassen, mit Salz und Pfeffer würzen.

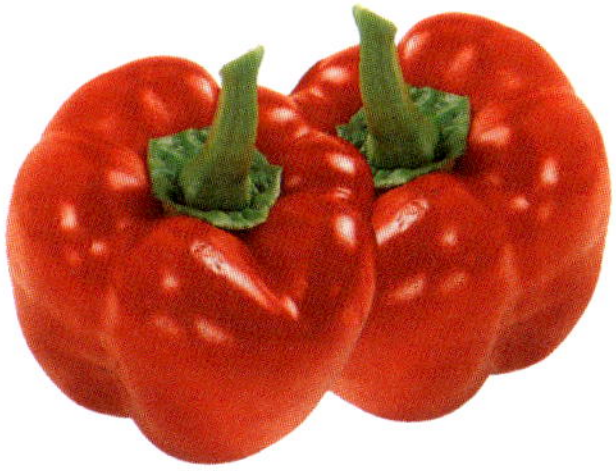

Tipp Dieses Linsengericht schmeckt wunderbar zu Salzkartoffeln. Es lässt sich übrigens auch sehr gut einfrieren!

Typische Nebenwirkungen jeder Schlankheitskur

Nicht immer ist es leicht, eine Diät durchzuhalten. In erster Linie erfordert das geänderte Essverhalten natürlich eine gewisse Konsequenz, andererseits tauchen auch oft unerwünschte Nebenwirkungen auf, die die Motivation auf eine harte Probe stellen. Bei einigen dieser Nebenwirkungen kann man Abhilfe schaffen.

Hunger

Hunger kann verschiedene Ursachen haben, bei denen Sie mit kleinen Tricks Abhilfe schaffen können.

1. Der Körper bekommt zu wenig Nährstoffe und befindet sich in einem Mangelzustand. Vielleicht ist der Energiebedarf auch erhöht, z. B. durch Stress, körperliche Arbeit oder ein anstrengendes Sportprogramm. Ist der Bedarf an Eiweiß erhöht, hilft es, einen oder zwei Messlöffel mehr Vitalstoffkonzentrat pro Mahlzeit einzunehmen. Möglicherweise ist aber auch die Kohlenhydratmenge in Ihrer Hauptmahlzeit zu niedrig gewesen. Dann sollten Sie den Anteil der kohlenhydrathaltigen Lebensmittel in Ihrer Hauptmahlzeit erhöhen.
2. Hunger kann auch durch einen niedrigen Blutdruck ausgelöst werden. Der Körper versucht dann über die Zufuhr von Wasser bindenden Lebensmitteln (Zucker und Salz) sowie durch Erhöhung des Insulinspiegels (Zucker) den Blutdruck zu erhöhen. Oft hilft es, ausreichend salzhaltiges (natriumhaltiges) Mineralwasser zu trinken. Auch eine fettarme Gemüsebrühe kann Wunder wirken.

Kopfschmerzen, Müdigkeit, Kreislaufprobleme

Diese Symptome werden ebenfalls durch einen zu niedrigen Blutdruck verursacht. Gerade in den ersten zwei Wochen der Diät können derartige Nebenwirkungen auftreten. Auch hier hilft es, ausreichend salzhaltiges (natriumhaltiges) Mineralwasser zu trinken oder eine fettarme, gut verträgliche Gemüsebrühe zu sich zu nehmen, um den zu niedrigen Blutdruck zu erhöhen und so das Wohlbefinden zu steigern.

Mundgeruch

Mundgeruch kann prinzipiell bei Diäten vorkommen. Schlechter Atem entsteht vorwiegend in den ersten Wochen der Diät und bei zu trockenem Mund. Folgende Lösungen gibt es für dieses Problem:

1. Spülen Sie Ihren Mund gründlich mit Wasser, putzen Sie Ihre Zähne und reinigen Sie die Zahnzwischenräume mit Zahnseide. Besonders wirksam erweist sich die Säuberung der Zunge von Belägen, die schlechten Atem verursachen, morgens. Über Nacht haben sich verschiedene Abfallprodukte und Bakterien auf der Zunge gesammelt.
2. Nehmen Sie vor dem Zähneputzen einen Esslöffel Raps- oder Sonnenblumenöl und spülen Sie damit den Mund etwa eine Minute durch. An der weißen Trübung des Öls beim Ausspucken erkennen Sie die Abfallprodukte, Bakterien usw., die sich in dem Öl gelöst haben. Sie sind nicht oder nur bedingt wasserlöslich, so dass alleiniges Spülen mit Wasser oft nicht ausreicht, um die Beläge gründlich zu entfernen. Nach dem Zähneputzen kann ein Zungenspatel zum Entfernen von Belägen hilfreich sein.

3. Spülen Sie tagsüber den Mund nach jeder Mahlzeit gründlich mit Wasser aus und putzen Sie, wenn möglich, die Zähne.

Mehr Lebensqualität durch die Optimmun®-Diät

Beate L. ist 49 Jahre alt, sie wiegt bei einer Körpergröße von 1,62 Metern 115 Kilogramm. Seit etwa 15 Jahren leidet sie an Multipler Sklerose, einer Erkrankung des zentralen Nervensystems. Bisher kann man nur deren Symptome – die von krampfartigen Lähmungen der Arme und Beine über Störungen der Sinnesempfindungen bis hin zu Wesensveränderungen reichen – durch eine Behandlung mildern, nicht aber die Krankheit selbst therapieren.

Diäten ohne Erfolg

Die 49-jährige war nicht nur durch ihre schwere Krankheit gehandicapt, sondern auch durch ihr Gewicht. Immer wieder hatte sie Anläufe zum Abnehmen unternommen, hatte auch schon in der Praxis eines Ernährungsmediziners Hilfe gesucht. Doch bisher waren ihre Diäten nur wenig erfolgreich. Mal nahm sie fünf Kilo ab, dann einmal acht – immer aber ging die Gewichtsabnahme nur sehr langsam vonstatten. Oft auch stellte sich nach der Diät Frustration ein: Die Pfunde, mühsam abgehungert, waren schnell wieder drauf. Bei einer Diät litt Beate L. auch noch unter Verstopfung und Blähungen, zusätzlich zu den durch die Multiple Sklerose bedingten Krankheitssymptomen.

Schließlich machte sie in der Praxis des Ernährungsmediziners einen Bluttest auf Nahrungsmittel-Unverträglichkeiten. Der Befund: Die Patientin reagierte auf Ei, Milch, Vanille und Gluten. Nach dieser Diagnose stellte sie ihre Ernährung komplett um und folgte strikt den Empfehlungen zur Diät auf Basis des Befundes. Und sie baute die immunverträglichen Vitalstoffkonzentrate in ihren Ernährungsplan ein.
Der Erfolg: Beate L. nahm sofort nach der Ernährungsumstellung in drei Wochen zehn Kilogramm ab – wobei sie natürlich auch enorm an Wasser verlor. Danach ging die Gewichtsabnahme langsamer, aber stetig: Jede Woche nahm die 49-jährige etwa ein halbes bis ein Kilo ab. Sie fühlte sich insgesamt viel besser.

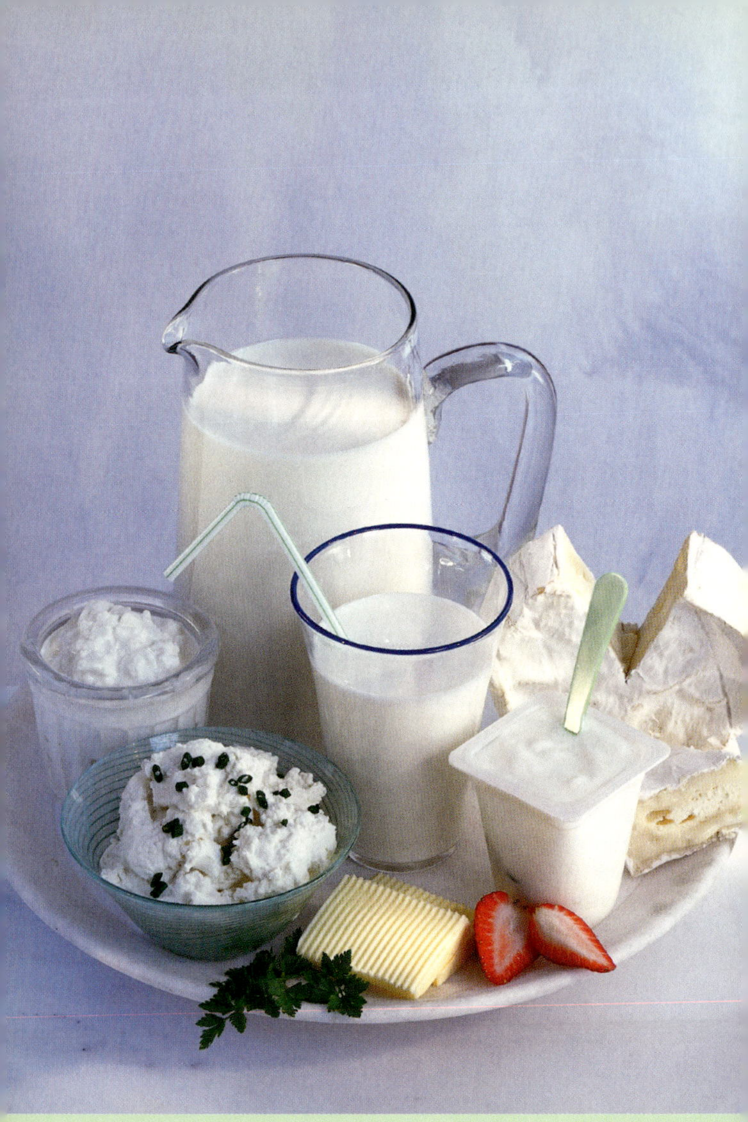

Was die Optimmun®-Diät noch kann

Wenn Sie auf ein bestimmtes Lebensmittel unverträglich reagieren, kann das jede Diät zum Scheitern verurteilen. Derartige Unverträglichkeiten sind aber nicht nur eine mögliche Ursache für Übergewicht, sondern können auch verantwortlich sein für chronische Beschwerden wie etwa Migräne oder Hauterkrankungen. Dies kann durch eine entsprechende Ernährungsumstellung oft vermieden werden!

Chronische Krankheiten und mögliche Ursachen

Wir alle wissen, wie sehr chronische Beschwerden das Lebensgefühl eines Betroffenen beeinträchtigen können: Kopfschmerzen, Magen-Darm-Beschwerden oder Hauterkrankungen sind oft Krankheiten, die sich scheinbar jeder Behandlung entziehen und deshalb für den Patienten mit dauerhaften Schmerzen verbunden sind.

Fabian: ein hoffnungsvoller Fall

Am Beispiel des chronischen Krankheitsbildes Neurodermitis zeigen wir im folgenden Fall auf, wie belastend diese Hautkrankheit für den Einzelnen und sein gesamtes Umfeld sein kann, wie schwer chronische Beschwerden oft zu behandeln sind und wie verblüffend schnell sich eine Besserung einstellt, falls eine Nahrungsmittel-Unverträglichkeit diagnostiziert wurde und daraufhin die Ernährung umgestellt wird.

Nur zu gut weiß das Gretel Farny, die Mutter eines Kindes mit Neurodermitis:

»Unsere Leidensgeschichte fing praktisch mit der Geburt von Fabian an. So sehr wir uns über seine Geburt freuten: Die ersten zwei Lebensjahre von ihm waren eine zermürbende Zeit für unsere ganze Familie. Schon in den ersten Lebenswochen hatte Fabian einen Ausschlag. Der Arzt diagnostizierte Milchschorf und sagte: ›Sie werden sehen, das geht bald weg. Sie stillen ja auch, das wird dann schon.‹

Es wurde jedoch immer schlimmer. Der Ausschlag, der anfangs nur an den Augenbrauen und am Kopf zu sehen war, breitete sich immer weiter aus. Fabian hatte offene Stellen an Handgelenken, in den Ellenbogen und an den Beinen. Sie müssen unerträglich gejuckt haben, so dass er sich schon als kleines Baby ständig gekratzt hat. Das blutete dann, die Wunden entzündeten sich, er kratzte wieder, es war einfach schrecklich. Es war so schlimm, dass wir nachts seine Ärmchen am Bett festbinden mussten, damit er sich nicht weiter kratzen konnte.

Diagnose: Neurodermitis

Unser Baby schrie nur noch, ständig. Und wir fühlten uns so hilflos, weil wir gar nichts machen konnten: Der Arzt, der lange Zeit nicht die Diagnose ›Neurodermitis‹ stellte, verschrieb Salben, mit denen wir Fabian einschmierten. Aber ohne Erfolg. Nichts half, der Juckreiz wurde nicht besser, er hörte nicht auf zu kratzen. Die Nächte waren schrecklich – das Baby schrie und schrie, wir schliefen alle kaum.

Als Fabian etwa zwei Jahre alt war, hieß die Diagnose schließlich doch: Neurodermitis. Aber auch das half uns nicht viel weiter. Der Arzt sagte, man könne wenig machen, er verschrieb uns Kortisonsalben, aber auch sie brachten kaum Besserung. Wenn die Wunden sich durch das Kratzen doch wieder entzündeten, musste der Kleine wieder Antibiotika nehmen. Wir haben alle möglichen Hauttests mit ihm gemacht, aber auch dabei ist nichts herausgekommen.

Schließlich bekam Fabian auch noch Asthma und Heuschnupfen. Und es stellte sich heraus, dass er Nahrungsmittelallergien hatte, z. B. auf Haselnüsse. Die Reaktionen darauf waren besonders schlimm: Er bekam große Quaddeln, das Gesicht schwoll an, manchmal auch der Hals. Die Ärzte sagten uns, dass das lebensbedrohlich sein könnte.

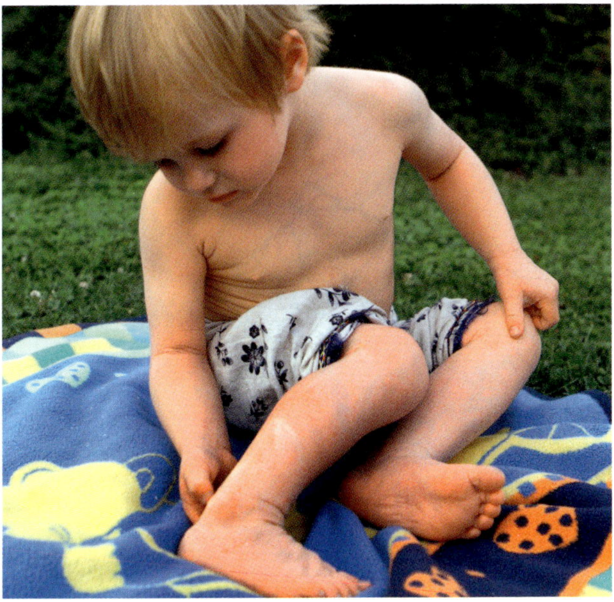

Neurodermitis ist mit starkem Juckreiz verbunden – was besonders für Kleinkinder eine Qual sein kann.

Schreiendes Kind – schlaflose Nächte

Es wurde so schlimm, dass nach und nach unser ganzes Leben davon beeinträchtigt war. Die vielen schlaflosen Nächte haben uns zermürbt. Und Fabian auch nur für einen Nachmittag einmal bei Freunden oder Verwandten abzugeben, um mal wieder etwas durchatmen zu können, war auch nicht möglich: Er hätte ja dort eine allergische Reaktion auf irgendein Lebensmittel entwickeln können, und die Verantwortung wollten wir wirklich niemandem aufbürden.

Der Schlüssel zum Erfolg: die Auslassdiät

Schließlich – Fabian war ungefähr drei Jahre alt – erzählten uns Bekannte von einem Test auf Nahrungsmittel-Unverträglichkeiten. Wir ließen unser Kind dann testen. Das Ergebnis: Er konnte etliche Nahrungsmittel nicht vertragen, z. B. Hühnereiweiß, Milchprodukte und Äpfel. Wir haben dann eine Auslass- und Rotationsdiät gemacht, die ersten neun Wochen ganz streng, dann noch zehn Monate lang abgemildert.

Es war unglaublich: Schon nach kurzer Zeit wurde Fabians Neurodermitis besser! Das Jucken und Kratzen ließ nach, die offenen Stellen und der Ausschlag verschwanden. Selbst das Asthma hat sich durch die Diät eindeutig gebessert.

Heute ist die Neurodermitis völlig weg. Wenn er sich einigermaßen gesund ernährt, treten überhaupt keine Symptome mehr auf. Und das, obwohl er wieder so gut wie alles isst (Haselnüsse muss er natürlich weiterhin meiden, weil die Allergie geblieben ist). Dass er einmal ein völlig beschwerdefreies Leben führen kann, hätte ich mir, als er ein kleines Baby war, wirklich nicht vorstellen können!«

Chronische Immunreaktionen durch falsche Ernährung

Wenn der Körper Nahrungsmittel oder Zusatzstoffe in Lebensmitteln nicht verträgt, wird eine Immunreaktion ausgelöst. Diese Immunreaktion, die man auch als Entzündungsreaktion des Körpers bezeichnet, wird chronisch, wenn die Ernährung nicht umgestellt wird.

In den vorigen Kapiteln haben wir aufgezeigt, dass Entzündungen über die Freisetzung von Botenstoffen (TNF-α) für Übergewicht mit verantwortlich sein können.

Aber auch die Entzündungsprozesse selbst können zu Schädigungen im Körper führen. Werden Nahrungsmittel verzehrt, gegen die spezifische Antikörper vorliegen, kommt es zur Bindung zwischen Nahrungsmittel und Antikörper. Es entstehen so genannte Immunkomplexe, die über die Blutbahn im Körper zirkulieren.

Auch bei Migräne kann die Ursache eine Nahrungsmittel-Unverträglichkeit sein.

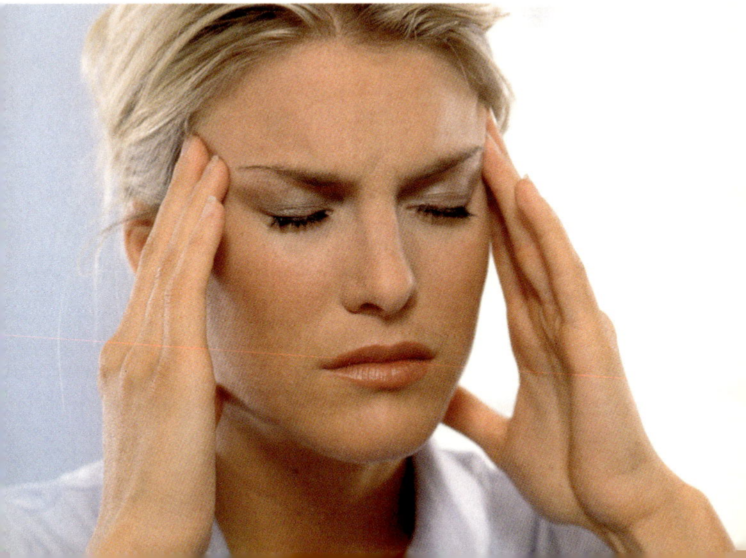

Die Besonderheit der Immunkomplexe ist, dass sie sich in den unterschiedlichsten Bereichen des Körpers ablagern können. Die Ablagerungen können im Bereich der Gelenke, in Muskeln, Organen oder auch Gefäßsystemen stattfinden. Über die Markierung mit den Antikörpern erkennt das Immunsystem die Immunkomplexe als körperfremd und leitet die beschriebenen Entzündungsprozesse ein.
Immunzellen benutzen für ihre Abwehr der Fremdlinge aggressive Enzyme und Radikale. Dabei werden die Fremdlinge zerstört. Wenn diese Reaktion ständig abläuft, wird leider auch das umliegende Gewebe geschädigt. So kann dieses chronische Entzündungsgeschehen zu Beeinträchtigungen der jeweiligen Organfunktion führen. Meist sind diese Vorgänge mit unangenehmen Schmerzen verbunden.

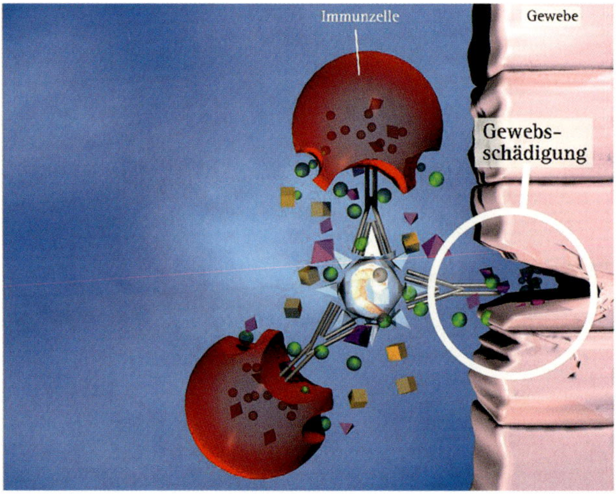

Bei der Abwehr der Immunzellen wird das umliegende Gewebe ständig geschädigt – die Folge können Funktionsstörungen der betroffenen Organe sein.

Migräne

Hinter Migräne und Kopfschmerzen steht eine Entzündungsreaktion. Ergebnisse von ersten Studien deuten darauf hin, dass häufig Nahrungsmittel das Entzündungsgeschehen auslösen (siehe Grafik). Bei Migräne und Kopfschmerzen vermutet man, dass die zirkulierenden Immunkomplexe sich im Gehirn ablagern und dort eine lokale Entzündungsreaktion auslösen. Diese ist verbunden mit einer Einlagerung von Wasser, so dass sich die Druckverhältnisse in den Gefäßen verändern und der typische Migräneschmerz ausgelöst wird.
Viele Nahrungsmittel oder Inhaltsstoffe stehen im Verdacht, Migräne und Kopfschmerzen auszulösen – z. B. Käse, Rotwein, Schokolade und Gluten.

Verbesserung bei Migräne

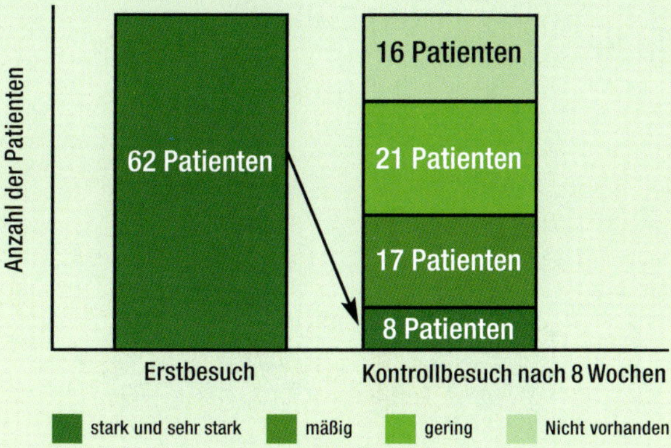

aus laufender Anwendungsbeobachtung: ausgewertet durch Mediveritas Inst. f. Med. Studien, München

Die Grafik zeigt die Entwicklung der Symptome bei Patienten mit starker Migräne. Die Migränesymptome gehen acht Wochen nach der Ernährungsumstellung sehr stark bis vollständig zurück.

Magen-Darm-Erkrankungen und unverträgliche Nahrungsmittel

Die Zusammenhänge zwischen Magen-Darm-Beschwerden und Nahrungsmittel-Unverträglichkeiten sind am besten erforscht. Hier liegen bereits allgemein anerkannte klinische Studien vor, die die Wirkung einer gezielten Ernährungsumstellung auf Basis eines Unverträglichkeitstests belegen. So haben Atkinson et al. (siehe Seite 125) 2003 in einer Studie zum Einfluss von IgG-Test-gestützten Eliminationsdiäten beim Reizdarmsyndrom gezeigt, dass sich bei Patienten, die sich mit der IgG-Test-gestützten Auslassdiät ernährten, der Gesundheitszustand und das Reizdarmsyndrom entscheidend verbesserte. Die Autoren kalkulierten daraufhin, dass von vier Patienten jeder dritte behandelt werden sollte. Als Schlussfolgerung wurde gezogen, dass die Ergebnisse von so enormer Reichweite seien, dass weitere Studien hierzu angestrengt werden sollten – vor allem in Hinblick auf die Wichtigkeit zur Behandlung weiterer Patientengruppen, wie z. B. Zöliakie-Kranke oder Patienten mit Laktose-Intoleranz.
Nach Atkinson wird dieses Ergebnis die bisherige Therapie solcher Erkrankungen komplett in Frage stellen, da die IgG-Test-gestützte Auslassdiät eine wesentlich effizientere und kostengünstigere Methode der Therapie darstellt.

Zöliakie durch Gluten-Unverträglichkeit

Eindeutig aufgezeigt werden konnten auch die Zusammenhänge zwischen der Zöliakie und der Gluten-Unverträglichkeit. Das chronische Entzündungsgeschehen bei der Zöliakie wird durch Gluten, ein Eiweiß in fast allen

Getreidesorten, das auch als Klebereiweiß bezeichnet wird, ausgelöst. Es führt dazu, dass die Zotten der Darmschleimhaut sich zurückbilden. Dadurch können Nährstoffe nicht mehr gut aufgenommen werden und die Betroffenen leiden häufig an Mangelernährung, Durchfällen und Krämpfen.

Die latente Form ist oft nicht ausschließlich auf Gluten zurückzuführen, sondern auf die unterschiedlichsten Nahrungsmittel. Auch hier zeigen erste Studienergebnisse beeindruckende Erfolge durch die gezielte Ernährungsumstellung anhand eines IgG-Tests.

Beschwerden wie Durchfälle und Krämpfe sind bei Zöliakie-Patienten auf eine Gluten-Unverträglichkeit zurückzuführen.

Andere chronische Magen-Darm-Erkrankungen

Magen-Darm-Erkrankungen verlaufen besonders oft chronisch. Dazu zählen die Schleimhautentzündung des Dünn- und Dickdarms, die Mastdarmentzündung mit Geschwüren sowie Morbus Crohn.

Beispielsweise wurde die Schlüsselrolle von TNF-α bei den entzündlichen Darmerkrankungen Morbus Crohn und Colitis ulcerosa durch mehrere Therapiestudien bestätigt. Eine Ernährung, bei der genau die unverträglichen Nahrungsmittel weggelassen werden, die den hohen TNF-α-Spiegel verursachen, stellt also eine sinnvolle Methode dar. Ziel ist die Wiederherstellung der Darmbarriere, damit es nicht zu der schädlichen Entzündungsreaktion kommen kann.

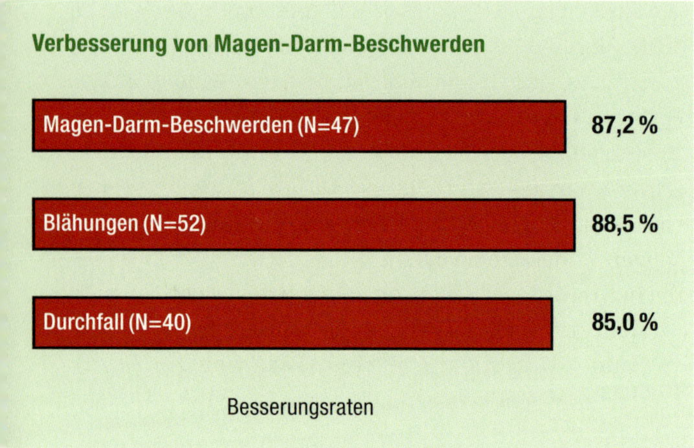

Diese Grafik zeigt die Verbesserung von Magen-Darm-Beschwerden acht Wochen nach der Ernährungsumstellung.

Hauterkrankungen und unverträgliche Nahrungsmittel

Hauttrockenheit, ständiger Juckreiz, Ekzeme, offene Stellen an Armen, Beinen oder im Gesicht: Neurodermitis ist eine besonders quälende, chronische Entzündungserkrankung der Haut. Fest steht inzwischen, dass bei Kindern mit Neurodermitis, aber auch mit Psoriasis oder Akne, häufig eine Nahrungsmittel-Unverträglichkeit besteht. Und man weiß mittlerweile, dass eine Auslasskost bei diesen Kindern die Symptome dieser Hauterkrankungen lindern kann.

Dieses Wissen ist von großer Bedeutung, da vor allem Neurodermitis in den Industrieländern immer häufiger auftritt.

Die Ernährung von Kindern mit Neurodermitis ist eine echte Herausforderung: Nur schwerlich kann man herausfinden, auf welche Lebensmittel ein Kind reagiert. Bei entsprechender genetischer Anlage, aber auch für Kinder, in deren Familie noch kein Fall von Neurodermitis vorgekommen ist, stellt deshalb die Bestimmung von spezifischen Lebensmittel-Antikörpern im Blut eine vorbeugende Maßnahme dar.

Die individuelle Pflege zusammen mit dem richtigen individuellen Ernährungskonzept, das anhand der Blutuntersuchung erstellt wird, sollte als Ergänzung zur klassischen symptomatischen Therapie empfohlen werden.

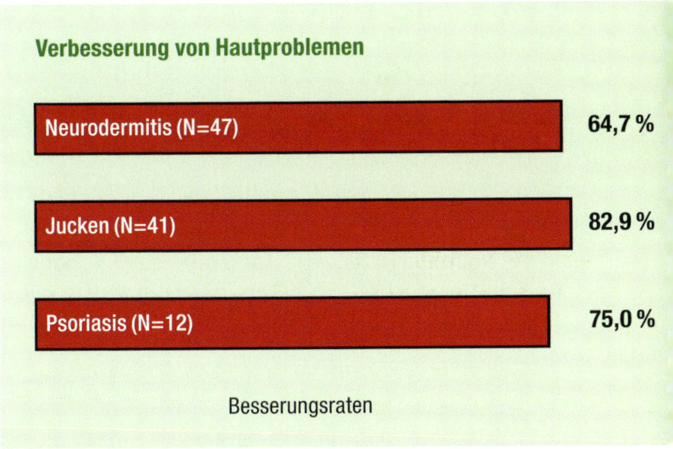

Die Grafik zeigt die Verbesserung verschiedener Hauterkrankungen acht Wochen nach der Ernährungsumstellung.

Bluthochdruck und Nahrungsmittel-Unverträglichkeiten

Bluthochdruck ist eine weit verbreitete Erkrankung, die stetig zunimmt und von der insbesondere auch Menschen mit Übergewicht oft betroffen sind. Auch in diesem Fall ist heute bekannt, dass die Krankheit entzündlichen Ursprungs ist und dass Nahrungsmittel-Unverträglichkeiten eine große Rolle bei den ablaufenden Entzündungsreaktionen spielen.

Die üblicherweise vertretene Ansicht, dass allein Übergewicht für die Entstehung von Bluthochdruck verantwortlich ist und man lediglich abnehmen muss, um den Bluthochdruck zu normalisieren, ist nur sehr beschränkt richtig.

Richtig ist, dass Übergewicht auch durch unerkannte Nahrungsmittel-Unverträglichkeiten verursacht werden kann und die gleichzeitig stattfindende Entzündungsreaktion über mehrere Mechanismen zu Bluthochdruck führen kann.

Anders wäre es nicht zu erklären, dass Patienten, bei denen mit konventionellen Diäten oder sogar medikamentös keine Verbesserung des Blutdrucks zu erreichen ist, unter einer entsprechenden Nahrungsumstellung zum Teil eine Normalisierung nach bereits einer Woche beobachtet wird, obwohl das Übergewicht noch besteht. Wichtig ist daher, die Ursache der chronischen Entzündung zu erkennen und zu beseitigen.

Bluthochdruck ist nicht immer auf Übergewicht zurückzuführen – auch unerkannte Nahrungsmittel-Unverträglichkeiten können eine Ursache sein.

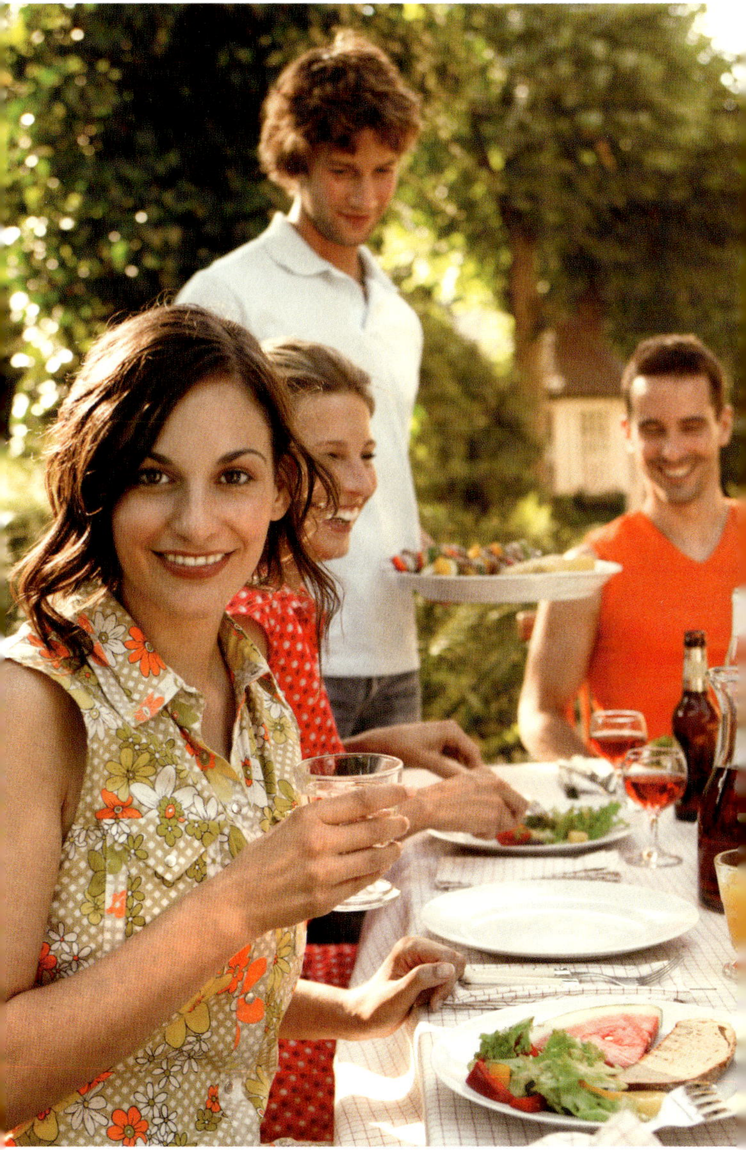

Die Optimmun®-Diät: eine mögliche Antwort auf viele Fragen

Leiden Sie nicht nur unter Übergewicht, sondern auch an einer oder gar mehreren der oben genannten chronischen Krankheiten? Dann stehen Sie vor der Frage, ob diese möglicherweise durch eine Nahrungsmittel-Unverträglichkeit ausgelöst sind. Die Optimmun®-Diät kann Ihnen die Antwort liefern.

Der ImuPro300-Test ermittelt Ihr Immunprofil

Wer den preiswerten Optimmun®-Test gemacht hat, bekommt einen Ernährungsplan, der nur verträgliche Lebensmittel zulässt – denn unverträgliche Nahrungsmittel werden automatisch bei der Umsetzung der Empfehlungen gemieden. Das heißt: Die durch die »falschen« Lebensmittel verursachten Entzündungen werden gestoppt, das Immunsystem kann sich erholen, und die Selbstheilungskräfte werden aktiviert. Die Diät hat dann höchst angenehme »Nebenwirkungen«: Sie fühlen sich fit, Ihre Müdigkeit weicht und Ihre Leistungsfähigkeit nimmt spürbar zu. Wenn zudem außer Ihren Pfunden auch noch die quälenden Kopfschmerzen oder die Migräne verschwinden, der Juckreiz nachlässt, die Durchfälle und Blähungen aufhören: Dann können Sie mit großer Sicherheit davon ausgehen, dass unverträgliche Nahrungsmittel für Ihre Probleme verantwortlich waren.

Wenn das so ist, empfiehlt es sich, genau austesten zu lassen, welche Lebensmittel Sie künftig meiden sollten, um beschwerdefrei leben zu können. Allein schon deshalb, weil Sie – auch wenn sie noch so erfolgreich war – nicht ein Leben lang die Optimmun®-Diät machen können. Denn dafür ist die vorgegebene Nahrungsmittelauswahl einfach zu gering. Deshalb sollten Sie möglichst viele Lebensmittel kennen, die Sie nicht vertragen, damit Sie Ihre Ernährung auf Dauer umstellen, abwechslungsreich essen und trotzdem Unverträglichkeiten vermeiden können.

Kompliziert, aber lohnend: die Bestimmung des Immunprofils

Die Ermittlung dieses Immunprofils ist sehr aufwändig. Fast 300 Einzeltests müssen ausgeführt werden, um zum einen alle Unverträglichkeiten zu entlarven und zum anderen wirklich Hilfestellungen für eine ausgewogene Ernährungsumstellung zu geben. Ein Speziallabor führt die Untersuchung durch, mit einem sehr sicheren, aber auch sehr komplizierten Testverfahren namens E.L.I.S.A. (Enzyme Linked Immuno Sorbent Assay). Die Adresse dieses Labors finden Sie im Anhang auf Seite 124.

Wenn der Erfolg der Optimmun®-Diät bei Ihnen messbar ist, durch weniger Kilo auf der Waage, durch eine Besserung Ihres Befindens, dann ist das der Beweis dafür, dass die Ernährungsumstellung wirkt. Dann lohnt es sich auch, in den ImuPro300-Test zu investieren. Denn er kann Ihnen den besten Weg dazu zeigen, wie Sie Ihr natürliches Wohlfühlgewicht halten und auf Dauer Ihre chronischen Beschwerden loswerden können.

Wenn Sie sich nach dem eigens für Sie erstellten Optimmun®-Diätplan ernähren, werden Sie nicht nur überflüssige Pfunde verlieren, sondern sich auch sonst viel wohler fühlen: Chronische Beschwerden lassen nach, Ihre Selbstheilungskräfte werden aktiviert.

Erläuterungen

Insulin

Insulin ist ein Hormon der Bauchspeicheldrüse und für die Regulation des Blutzuckerspiegels verantwortlich. Daneben übernimmt es auch noch andere wichtige Aufgaben im menschlichen Stoffwechsel. Insulin ...

- fördert den Transport von Glukose in die Zellen
- senkt den Blutglukosespiegel
- hemmt den Abbau von Fett
- bewirkt den Aufbau von Proteinen
- hat einen wachstumsfördernden Effekt
- fördert den Appetit

Die **Insulinresistenz** ist eng mit der Problematik Übergewicht verknüpft und stellt damit auch die Voraussetzung für verschiedene Komplikationen, wie Bluthochdruck, erhöhte Blutfettwerte, Herz-Kreislauf-Erkrankungen und Diabetes mellitus Typ 2 dar. Hinter dem Begriff Insulinresistenz verbirgt sich eine zunehmende Unempfindlichkeit der Zellen gegenüber dem Hormon Insulin. Dies hat zur Folge, dass Glukose nicht in die Zellen aufgenommen werden kann und der Blutglukosespiegel weiter ansteigt. Daraufhin reagiert die Bauchspeicheldrüse mit einer zunehmenden Produktion an Insulin. Diese gesteigerte Insulinproduktion kann von einer gesunden Bauchspeicheldrüse durchaus aufrechterhalten werden. Bei einer entsprechenden genetischen Vorbelastung lässt die Insulinproduktion allerdings schrittweise nach. Es kommt zur Ausbildung eines Diabetes mellitus.
Sehr häufig ist eine Verknüpfung der Insulinresistenz mit einer stammbetonten Körperfettverteilung zu beobachten.

Dieser Zusammenhang ist vor allem dadurch bedingt, dass Fettzellen, die am Bauch lokalisiert sind, mehr Einfluss auf den Blutzuckerspiegel und die Blutfettwerte haben.
Eine überschießende, chronische Entzündungsreaktion ist in die Entwicklung einer Insulinresistenz involviert: Die Signalstoffe des Immunsystems (Entzündungsmediatoren), insbesondere TNF-α (siehe Seite 111), führen zu Veränderungen im Stoffwechsel und zur Blockierung der Insulinrezeptoren. Nicht nutzbarer Zucker wird in Fett umgewandelt. Die dadurch entstehenden erhöhten Blutfettwerte (Hyperlipidämie) und die vermehrte Blutzuckerneubildung durch die Leber werden bei Übergewicht, Typ-2-Diabetes und Arteriosklerose beobachtet. Beim Vorliegen einer Insulinresistenz ist die durch Herz-Kreislauf-Erkrankungen bedingte Sterblichkeit fünfmal höher im Vergleich zur gesunden Allgemeinbevölkerung.

Schema Insulin

Entzündungsmediatoren → Blockierung der Insulinrezeptoren → Insulinresistenz → Zucker in Fett umgewandelt + Hungergefühl gefördert → Übergewicht und Adipositas

Nahrungsmittel-Unverträglichkeiten fördern durch die Entstehung von Entzündungsprozessen einen erhöhten Insulinspiegel und schließlich eine Insulinresistenz. Beide Faktoren begünstigen die Entstehung von Übergewicht und erschweren die Gewichtsabnahme.

Zu viel Insulin macht hungrig und hemmt den Fettabbau in den Körperzellen.

Adipositas (Fettsucht)

Adipositas ist ein Zustand, der durch eine übermäßige Ansammlung von Fettgewebe im Körper gekennzeichnet ist. Man unterscheidet zwischen Übergewicht und Fettsucht (Adipositas) anhand des BMI. Ab einem BMI von 24 bei Frauen und einem BMI von 25 bei Männern spricht man von Übergewicht. Ein BMI von mehr als 30 gilt als Adipositas. Die Adipositas wird heute als eine chronische Gesundheitsstörung verstanden. Sie beruht auch auf einer genetischen Veranlagung, geht mit einem hohen Erkrankungsrisiko einher und erfordert ein langfristiges Behandlungs- und Betreuungskonzept.
Übergewicht und Adipositas sind heutzutage in der Bevölkerung epidemisch verbreitet. Etwa jeder dritte erwachsene Bundesbürger ist deutlich übergewichtig und sollte aus medizinischen Gründen abnehmen. Längst ist unbestritten, dass Übergewicht und Adipositas hohe Kosten im Gesundheitssystem verursachen. Knapp 5 Prozent aller Gesundheitsausgaben in den Industrieländern werden für die Behandlung der Adipositas und ihrer Folgen aufgewendet.

CRP-Wert

CRP ist die Abkürzung für C-Reaktives Protein. Dieses Protein ist in der Labormedizin ein universeller Marker im Patientenblut bei entzündlichen Prozessen. Der CRP-Wert wird als Parameter zur Beurteilung der Krankheitsaktivität genutzt. Sehr hohe CRP-Werte findet man z. B. bei einer bakteriellen Infektion. Aber auch durch Viren ausgelöste Infektionen, rheumatoide Arthritis, Tumorerkrankungen und einige chronische Darmerkrankungen können erhöhte CRP-Werte zur Folge haben.

TNF-α

Der Tumornekrosefaktor TNF-α spielt eine wichtige Rolle im Fett- und Zuckerstoffwechsel. Er wird sowohl von den Zellen des Immunsystems als auch von Fett- und Muskelzellen gebildet – und zwar proportional zur Fettmasse und zum erhöhten Insulinspiegel (Hyperinsulinämie). Dieser Mediator ist somit ein wichtiger Faktor für die Entstehung von Adipositas in Verbindung mit der Insulinresistenz und dem Diabetes mellitus Typ 2.

TNF-α hat verschiedene Auswirkungen auf den Stoffwechsel:

- Er hemmt die Aktivität der Gene, welche für eine normale Aktivität des Insulins zuständig sind.
- Er blockiert die Aktivierung der Insulinrezeptoren.
- Er wirkt sich indirekt über eine Stimulierung der Produktion von Stresshormonen aus.
- Er wirkt direkt auf die Signalwege des Insulins, so dass es über eine Bildung von aggressiven, zellschädigenden Sauerstoff-Radikalen zum »oxidativen Stress« für die Körperzelle kommt.
- Er führt zu erhöhten Konzentrationen an freien Fettsäuren; diese bewirken je nach ihrer Konzentration im Blut eine Insulinresistenz und eine Anlagerung von Fett im Muskelgewebe; ist deren Konzentration langfristig erhöht, führt dies zu einem Verlust der Zellen der Bauchspeicheldrüse, die Insulin bilden.
- Die Tumornekrosefaktor-α-Ausschüttung ist bei Nahrungsmittel-Unverträglichkeiten erhöht. Dies führt zu Übergewicht und erschwert die Gewichtsabnahme.

TNF-α wird von Immun-, Fett- und Muskelzellen gebildet und trägt maßgeblich zur Entstehung von Adipositas bei.

Kohlenhydrate

Es gibt verschiedene Arten von Kohlenhydraten. Man unterscheidet Einfachzucker, Zweifachzucker und Mehrfachzucker.
Einfachzucker wie Traubenzucker (Glukose) oder Fruchtzucker (Fruktose) bestehen aus nur einem Baustein.
Bei Zweifachzuckern sind zwei gleiche oder unterschiedliche Zuckerbausteine miteinander verknüpft. Ein Haushaltszucker z. B. setzt sich aus einem Teil Traubenzucker und einem Teil Fruchtzucker zusammen.
Stärke – z.B. in Kartoffeln, Nudeln oder Mehl – ist ein Mehrfachzucker und besteht aus langen Zuckerketten, die auch verzweigt vorliegen können. Man spricht daher von **komplexen Kohlenhydraten**.

Welche Kohlenhydrate machen satt und nicht dick?

Umgangssprachlich sagt man: »Traubenzucker geht sofort ins Blut«. Damit ist gemeint, dass der Blutzuckerspiegel nach dem Verzehr rasch ansteigt und so schnelle Leistungsenergie zur Verfügung steht. Der Körper reagiert auf Kohlenhydrate aus Haushaltszucker wie Süßwaren und Gebäck mit einem raschen Anstieg des Blutzuckerspiegels – man spricht hier von Nahrungsmitteln mit einem hohen glykämischen Index (siehe Seite 115 ff.). Ebenso schnell findet die Ausschüttung von Insulin statt. Das Hormon Insulin hat die Aufgabe, den Blutzucker in die Körperzellen zu transportieren und so den Blutzuckerspiegel absinken zu lassen.
Wenn beim Sport die Energiereserven erschöpft sind oder vor oder während einer Prüfung eine Denkblockade droht, ist dieser schnelle Energiekick gefragt. Dieser sollte aber nur die Ausnahme sein. Dem raschen Anstieg des Blutzuckerspiegels folgt nämlich auch wieder ein schneller

Abfall des Blutzuckers, das heißt, die nächste Hungerattacke oder das nächste Leistungstief folgt schnell. Einfach- und Zweifachzucker machen also nicht satt. Sie machen aber nicht nur nicht satt, sie verursachen immer auch einen hohen Insulinspiegel – zu viel Insulin hemmt den Fettabbau und fördert die Fettneubildung.
Anders ist das bei Lebensmitteln, deren Kohlenhydrate verzögert freigesetzt werden. Dies sind die komplexen Kohlenhydrate in Vollkornprodukten, wie sie in Vollkornbrot oder Naturreis vorkommen. Sie lassen den Blutzuckerspiegel langsam ansteigen und sättigen dadurch deutlich länger. Diese sind nicht nur den Zuckern, sondern auch den »industrialisierten« Produkten wie Weißmehl oder weißem Reis vorzuziehen. Der Vitamin- und Mineralstoffgehalt ist wesentlich höher, weiterhin weisen Vollwertprodukte einen höheren Ballaststoffanteil auf. Speisen mit niedrigem glykämischen Index haben auch einen positiven Einfluss auf die Gesundheit von Herz und Kreislauf: Die HDL-Cholesterinwerte im Blut verändern sich vorteilhaft und die einzelnen Zuckermoleküle können besser von jeder einzelnen Zelle aufgenommen werden.

Was sind Ballaststoffe?

Ballaststoffe sind Kohlenhydrate, die unserer Verdauung und unserem Stoffwechsel in vielfältiger Art und Weise Gutes tun. Die Verdauungsenzyme können sie nur zu einem geringen Teil aufschließen. Deshalb liefern sie kaum Kalorien und sind ein idealer Sattmacher.
Im Darm sorgen sie durch ihre Fähigkeit, Wasser zu binden, für ein größeres Stuhlvolumen und regulieren die Darmtätigkeit. Ballaststoffe sorgen für einen raschen Abtransport des Darminhalts und schützen vor Verstopfung.

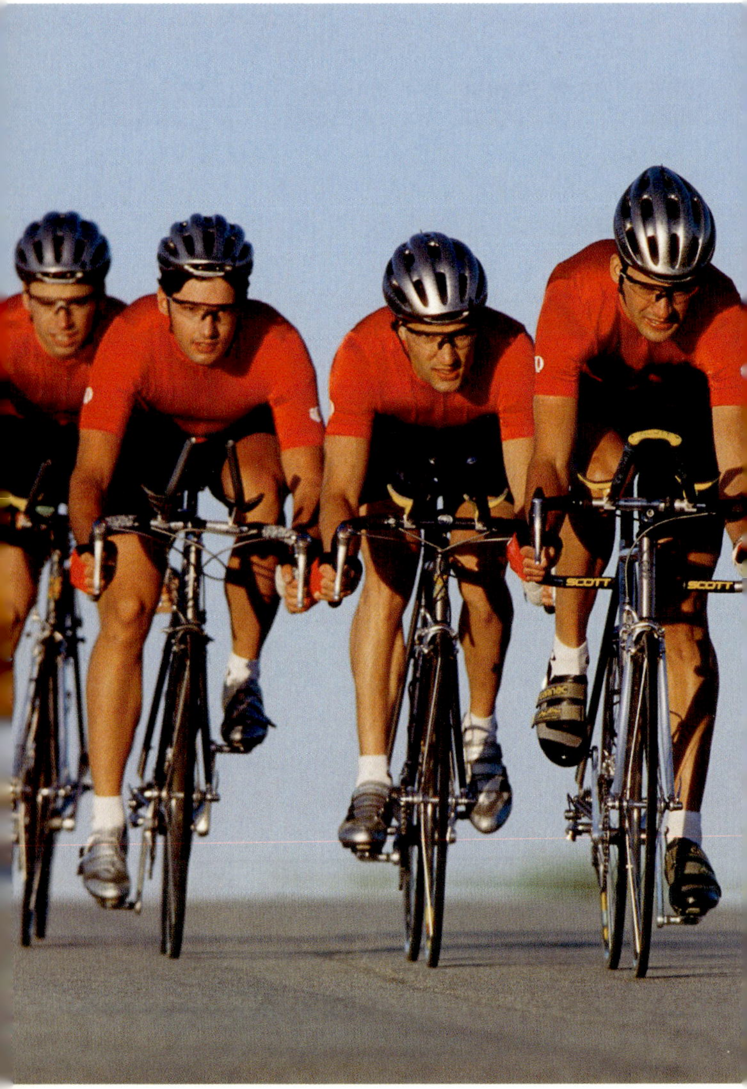

Wenn beim Sport die Energiereserven erschöpft sind, kann Traubenzucker einen schnellen »Energiekick« liefern.

Ballaststoffe verlangsamen die Kohlenhydratverdauung. So verhindern sie starke Schwankungen des Blutzuckerspiegels: Der Heißhunger bleibt aus.
Indem sie cholesterinhaltige Gallensäuren binden und aus dem Körper schleusen, können sie auch zur Senkung des Cholesterinspiegels beitragen.

Weshalb sättigt eine ballaststoffreiche Hauptmahlzeit länger als eine ballaststoffarme?

- Ballaststoffreiche Speisen müssen gut und somit auch länger gekaut werden.
- Ballaststoffe haben die Eigenschaft, im Magen und Darm aufzuquellen, dadurch beanspruchen sie mehr Raum als ballaststoffarme Speisen.
- Ballaststoffe sind unverdaulich.

Der glykämische Index

Der glykämische Index (Glyx, GI) gibt an, wie rasch und wie hoch verschiedene Lebensmittel den Blutzuckerspiegel ansteigen lassen. Bisher fand der glykämische Index vor allem in der Diabetes-Therapie Anwendung, mittlerweile ist er auch für Sportler und für die Behandlung von Übergewicht interessant.
Der glykämische Index gibt an, wie schnell die Kohlenhydrate eines Lebensmittels im Vergleich zu Glukose in das Blut gelangen. Reine Glukose (Traubenzucker) wird dabei der Referenzwert 100 zugewiesen, an dem sich die Werte der anderen Lebensmittel orientieren. Je höher der Index, umso schneller und höher steigt der Blutzuckerspiegel an. Deshalb empfehlen wir, vor allem Lebensmittel mit niedrigem bis mittlerem glykämischen Index zu verzehren. Dies wird natürlich bei der Optimmun®-Diät berücksichtigt.

Der glykämische Index verschiedener Lebensmittel

Hoher GI = 70–100			
Maltose (Bier)	110	Pommes Frites	80
Glukose	100	Fruchtsäfte, gezuckert	75
Limonade	100	Honig	70
Bratkartoffeln	95	Zucker	70
Instant-Kartoffelpüree	90	Weißbrot	70
Chips	85	Schokolade	70
Cornflakes	85	Croissant	70
Schnellkochreis	85		

Mittlerer GI = 55–70			
Wassermelone	70	Rosinen	65
Mais, Maismehl	70	Konfitüre	60
Weizenmehl	70	Basmatireis	60
Müsli, gezuckert	70	Nudeln	60
Weißer Reis	70	Couscous	60
Salzkartoffeln	70	Weißer Gries	60
Pellkartoffeln	65	Reife Bananen	60
Graubrot	65	Honigmelone	60
Ananas	65		

Niedriger GI = unter 55			
Vollkornbrot	50	Fruchtsaft	35
Naturreis	50	Hülsenfrüchte	30
Vollkornmüsli, ohne Zucker	40	Obst	15–30
		Bitterschokolade	15
Vollkornnudeln	40	Nüsse	15
Haferflocken	40	Gemüse	15

Der glykämische Wert stellt jedoch nur einen ungefähren Wert dar, denn er gilt lediglich für das isolierte Lebensmittel. Da wir Lebensmittel jedoch meist in Kombination mit anderen essen, verändert sich damit auch der glykämische Index. Außerdem spielt auch die Zubereitung und Verarbeitung der Speisen eine Rolle. Hinzu kommt, dass der glykämische Index von Person zu Person unterschiedlich ist.

Deshalb gelten die aufgeführten Angaben zum glykämischen Index nur als Orientierungshilfe.

Mit Hilfe des Drei-Mahlzeiten-Rhythmus bei der Optimmun®-Diät vermeiden Sie jedoch »gefährliche« Zwischenmahlzeiten. Wenn Sie Zwischenmahlzeiten mit den »falschen Kohlenhydraten« verzehren würden, erhöhte dies jedesmal den Blutzuckerspiegel, und der Körper könnte kein Fett verbrennen.

Fette

Fett ist ein lebensnotwendiger Nährstoff, der in unserem Organismus vielfältige Aufgaben erfüllt: Fett dient als Energiereserve, ist Träger der fettlöslichen Vitamine A, D, E und K sowie von Geschmacksstoffen. Zusätzlich ist Fett Lieferant von unentbehrlichen Fettsäuren, wie z. B. den Omega-3-Fettsäuren, die vor allem in Fischen vorkommen. Bei allen positiven Eigenschaften des Fettes darf aber nicht vergessen werden, dass Fett mit über 9 Kilokalorien pro Gramm der Nährstoff mit dem höchsten Energiegehalt ist. Die Empfehlung der Deutschen Gesellschaft für Ernährung lautet: ca. 30 Prozent der aufgenommenen Kalorien sollten aus Fettkalorien sein.

30 Energieprozent Fett entsprechen ca. 66 Gramm Fett, gemessen am Energiebedarf einer Frau im Alter zwischen

19 und 50 Jahren bei vorwiegend sitzender Tätigkeit. Zum Vergleich: Beim Mann liegt die Empfehlung bei 80 Gramm Fett pro Tag. Tatsächlich essen die meisten von uns mehr. Entsprechend kommen andere Nährstoffe, wie z. B. Ballaststoffe, zu kurz.
Folglich muss auf die Fettzufuhr geachtet werden. Genauso wichtig ist aber auch die Qualität der Fette. Denn es gibt »gute« und »schlechte« Fette. Verlassen Sie sich hierbei ganz auf Ihren individuellen Diätplan, denn auch diese Aspekte werden hier berücksichtigt.

Die »guten« und »schlechten« Fette

Fett ist nicht gleich Fett: Sie sind unterschiedlich aufgebaut, werden unterschiedlich im Körper transportiert und verwertet. Fette müssen teils mit der Nahrung zugeführt werden, können teils vom Körper selber hergestellt werden und haben ganz unterschiedliche Funktionen.
Was wir täglich als Fette oder Öle verzehren, besteht zum größten Teil aus »Triglyzeriden«, den so genannten Neutralfetten: Jeweils drei Fettsäuren (»Tri«) sind mit einem Molekül Glyzerin verbunden.

Gesättigte Fettsäuren = »schlechte Fette«

In tierischen Lebensmitteln wie Butter, Schmalz, Wurst, Fleisch, Eier, Milch und Käse überwiegen die gesättigten Fettsäuren, nur Fisch stellt eine Ausnahme dar, einige Fischsorten enthalten vorwiegend die wertvollen mehrfach ungesättigten Fettsäuren. Bei stark verarbeiteten Lebensmitteln dominieren meist ebenfalls die gesättigten Fettsäuren.
Fette mit überwiegend gesättigten Fettsäuren können Sie daran erkennen, dass sie bei Zimmertemperatur fest sind. Ein Übermaß an gesättigten Fettsäuren kann den Cho-

lesterinspiegel erhöhen, insbesondere das LDL-Cholesterin. Dieses LDL, auch »schlechtes Cholesterin« genannt, kann sich an den Gefäßwänden ablagern und langfristig die Gefäße verengen. Deshalb sollte man den Anteil der gesättigten Fettsäuren in der Nahrung reduzieren, zumal der Körper gesättigte Fettsäuren selbst bilden kann.

Versuchen Sie, Trans-Fettsäuren zu meiden!

Trans-Fettsäuren kommen natürlicherweise kaum vor, entstehen aber als typisches Nebenprodukt der Fetthärtung. Die Hauptaufnahmequellen für Trans-Fettsäuren sind vor allem Margarine, Backfette und die damit hergestellten Produkte wie Pommes frites, Kartoffelchips oder Kekse. Nach wissenschaftlichen Erkenntnissen erhöhen Trans-Fettsäuren ebenso wie die gesättigten Fettsäuren den Gehalt an LDL in Blut.

Ungesättigte Fettsäuren = »gute Fette«

Ungesättigte Fettsäuren sind wertvoller als gesättigte Fettsäuren. Sie werden in einfach und mehrfach ungesättigte Fettsäuren unterschieden. Die einfach ungesättigten Fettsäuren weisen nur eine Doppelbindung auf, die mehrfach ungesättigten Fettsäuren an mehreren Stellen. In diesem Zusammenhang haben Sie sicher schon von den Omega-3-Fettsäuren gehört. Diese Bezeichnung hat ebenfalls mit den Doppelbindungen zu tun, denn sie drückt aus, an welcher Stelle sich die erste Doppelbindung einer ungesättigten Fettsäure befindet. Es gibt deshalb nicht nur Omega-3-Fettsäuren, sondern auch Omega-6-Fettsäuren oder Omega-9-Fettsäuren. Ungesättigte Fettsäuren kommen überwiegend in pflanzlichen Fetten und Ölen vor, Ausnahmen sind Brat- und Frittierfette aus Kokos- und Palmkernöl. Eine weitere wertvolle Quelle sind Fischöle.

Ihr individueller Optimmun®-Diätplan basiert auf diesen Grundsätzen der Ernährung ebenso wie auf den neuesten Erkenntnissen der Ernährungsmedizin zu den immunologischen Effekten der Ernährung, die wir Ihnen in diesem Buch vorgestellt haben.

Fette mit vorwiegend ungesättigten Fettsäuren sind bei Zimmertemperatur flüssig.

Körperfett

Man unterteilt das menschliche Fettgewebe in Bau- und Stützfettgewebe und Depotfettgewebe. Das Stützfett dient z. B. der Polsterung und dem Schutz von inneren Organen oder Knochenstrukturen (Fußsohle, Gesicht). Baufett wird nur in Zuständen extremen Nahrungsmangels oder konsumierender Erkrankungen abgebaut, während Depotfett als Energiereserve dient und damit starken Schwankungen unterliegt. Der prozentuale Fettgehalt ist bei Frauen fast doppelt so hoch wie bei Männern (25 bzw. 14 Prozent). Fettgewebe enthält im Vergleich zu den anderen Geweben des Körpers nur wenig Wasser.

Ein Kilogramm Körperfett enthält 7000 Kilokalorien. Diese Kalorienmenge würde beispielsweise verbraucht, wenn man zehn Stunden zügig (bei 30 km/h) Fahrrad fährt.

Metabolisches Syndrom

Das Metabolische Syndrom wird auch als Syndrom X oder Wohlstandssyndrom bezeichnet. Das Metabolische Syndrom bezeichnet das gehäufte Zusammentreffen bestimmter Krankheiten in den westlichen Industrieländern aufgrund von Überernährung und mangelnder körperlicher Bewegung. Zu den Krankheitsbildern zählen vor allem Diabetes mellitus Typ 2, Übergewicht, Bluthochdruck, erhöhte Blutfettwerte und erhöhter Harnsäurespiegel im Blut bzw. Gicht. Nicht alle Krankheiten müssen gleichzeitig auftreten.

Wie entsteht das Metabolische Syndrom?

Ein wichtiger Faktor bei der Entstehung des Metabolischen Syndroms ist der Blutzuckerspiegel und in dessen Folge der Insulinspiegel. Ein erhöhter Zuckerspiegel im Blut durch Überernährung und falsche Lebensmittelauswahl führt zu einer vermehrten Ausschüttung des Hormons Insulin. Insulin fördert unter anderem den Transport des im Blut vorhandenen Zuckers in die Körperzelle. Durch das Überangebot an Insulin werden die Körperzellen weniger empfindlich für dieses Hormon und der Zucker kann nicht mehr angemessen vom Körper verarbeitet werden. Dieser Zustand wird als Insulinresistenz der Zellen beschrieben und hat eine Zuckerkrankheit (Diabetes mellitus Typ 2) zur Folge.

Der hohe Insulinspiegel begünstigt auch den Fettaufbau und unterstützt so wieder andere Parameter, die für das Metabolische Syndrom mit verantwortlich sind.

Fettleibigkeit und erhöhte Blutfettwerte entstehen auch aufgrund von Überernährung, Verzehr von zu viel und falschen Nahrungsfetten und mangelnder körperlicher Aktivität.

Ursachen des Bluthochdrucks beim Metabolischen Syndrom sind: Überlastung des Herzens durch Übergewicht, Stress, übermäßiger Genuss blutdrucksteigernder Nah-

rungs- und Genussmittel wie Kochsalz, Kaffee, Alkohol und Nikotin.
Hoher Fleischkonsum bedingt einen erhöhten Anfall des Abbauprodukts Harnsäure, die sich vorwiegend in Gelenken ablagert. Die dadurch provozierte Entzündung verursacht Schmerzen in den betroffenen Gelenken. Dieses Erkrankungsbild wird als Gicht bezeichnet.

DACH

DACH ist eine Kooperation verschiedener Gesellschaften für Ernährung in Deutschland (D), Österreich (A) und der Schweiz (CH), welche gemeinsame Empfehlungen rund um das Thema Ernährung herausgeben. Unter dem Begriff DACH vereinen sich die DGE (Deutsche Gesellschaft für Ernährung), ÖGE (Österreichische Gesellschaft für Ernährung), SGE (Schweizerische Gesellschaft für Ernährungsforschung) und SVE (Schweizerische Vereinigung für Ernährung).

Darmflora

Die primäre Funktion des Magen-Darm-Traktes ist die Aufnahme von Wasser und Nährstoffen. Die spezielle Rolle der Dickdarmflora bei der Verdauung ist das Vergären von Nahrungsbestandteilen (wie Ballaststoffen), die im Dünndarm des Wirtes nicht verdaut werden können. Die Gärung produziert neben anderen Molekülen Milchsäure und kurzkettige Fettsäuren (Acetat, Propionat und Butyrat). Diese kurzkettigen Fettsäuren versorgen die Zellen der Dickdarmwand mit Energie, verbessern die Aufnahme von Mineralien und haben einen positiven Einfluss auf den Fett- und Zuckerstoffwechsel in der Leber.

Darmflora und Immunsystem

Der Verdauungstrakt fungiert auf dreifache Weise als Abwehrsystem:

- Zunächst über die Darmflora, die vor eindringenden Bakterien schützt.
- Zum zweiten sind es die Darmwandzellen, die nicht nur Nährstoffe aufnehmen, sondern auch eine schützende Barriere gegen den Eintritt von schädlichen Substanzen darstellen.
- Zum dritten setzt sich das Verdauungs-Immunsystem aus speziellen Immunzellen zusammen. Diese Immunzellen können durch ihre eigene Abwehrantwort reagieren und auch die Produktion von Antikörpern auslösen.

Daher ist die Darmflora für das optimale Funktionieren der Schutzmechanismen unerlässlich. Tatsächlich wird ein Ungleichgewicht der Darmbakterien mit einer Reihe von Krankheitsbildern assoziiert, wie Reizdarm, Dickdarmkrebs, chronisch entzündliche Darmerkrankungen. Änderungen der Ernährung und des Essverhaltens, Stress, Alkohol, Koffein, Nikotin, Antibiotika und andere Medikamente können das Gleichgewicht der Darmflora stören und so die Durchlässigkeit (Permeabilität) der Darmwand erhöhen. Die Schutzfunktion der Darmflora und Darmwand kann dann nicht mehr optimal sein.

Literatur

Ditschuneit, Herwig H.; Flechtner-Mors, Marion; Johnson, Timothy D. and Adler, Guido: Metabolic and weight-loss effects of a long-term dietary intervention in obese patients, American Society of Clinical Nutrition, 1999 USA; 69: 198–204.

Ashlev, Judith M.; St. Jeor, Sachiko T.; Perumean-Chaney, Suzanne; Schrage, Jon and Bovee, Vick: Meal Replacements in Weight Intervention, Obesity Research Vol. 9, Suppl. 4, November 2001.

Atkinson, W.; Gurney, R.; Sheldon, T.A.; Whorwell, P. J.: Do food elimination diets improve irritable bowel syndrome? A double blind trial based on IgG antibodies to food. Gastroenterology. 2003; 124: A–29.

Erlinger, Thomas P. et al.: Inflammation Modifies the Effects of a Reduced Fat, Low Cholesterol Diet on Lipids: Results from the DASH-Sodium Trial, Circulation, July 15, 2003; Vol. 108, 150–154.

Register – Sachregister

Rezeptregister

Kontaktadressen

evomed MedizinService GmbH

Heidelberger Landstr. 190
64297 Darmstadt

FormMed HealthCare AG

Gesellschaft für Medizin und Forschung
In der Au 25
61440 Oberursel

Service-Nummer:

06151 - 666 800

Internetadressen:

www.optimmun.de
info@optimmun.de

Wichtiger Hinweis

Die im Buch veröffentlichten Ratschläge wurden von Verfasser und Verlag sorgfältig erarbeitet und geprüft. Eine Garantie kann dennoch nicht übernommen werden. Ebenso ist die Haftung des Verfassers bzw. des Verlages und seiner Beauftragten für Personen-, Sach- und Vermögensschäden ausgeschlossen.

Bibliografische Information
Der Deutschen Bibliothek
Die Deutsche Bibliothek verzeichnet diese Publikation in der Deutschen Nationalbibliografie; detaillierte bibliografische Daten sind im Internet über http://dnb.ddb.de abrufbar.

Projektleitung: Kathrin Gritschneder
Redaktion: Annette Barth
Korrektorat: Damla Özbay
Bildredaktion: Sylvie Busche (Ltg.), Margit Schulzke
Bildnachweis:
Umschlagfoto: Zefa/H. Scheibe
Fotos: Augustus FoodCollection S. 87; Bilderbox/Erwin Wodicka S. 95; Corbis/Duomo S. 114; IFA-Bilderteam/IDS S. 48; ImageSource S. 6, S. 38, S. 58; Jump/M. Sandkühler S. 21/Kristiane Vey S. 42, S. 81, S. 97, S. 105; Mauritius-Images/age fotostock S. 9/Rosenfeld S. 92; Sporrer Brigitte S. 68, S. 76, S. 83; Stockbyte S. 53; StockFood/ Herbert Lehmann S. 24/Roger Stowell S. 35; Zefa/A. Green S. 12/ sucré salé/ M. Roulier S. 75.
Grafiken: Formmed
Umschlagkonzeption: ZERO, München
Herstellung: Veronika Preisler
Reproduktion: Repro Ludwig, Zell am See
Druck und Bindung: Appl, Wemding
Printed in Germany

ISBN 3-426-64197-6

5 4 3 2 1

Bitte besuchen Sie uns im Internet:
www.knaur-ratgeber.de
Weitere Titel aus den Bereichen Gesundheit, Fitness und Wellness finden Sie im Internet unter
www.wohl-fit.de.